北京市中医治未病服务能力建设项目

中医治未病实用教程

主　编　甄　蕾　李劲涛

中国中医药出版社
·北　京·

图书在版编目（CIP）数据

中医治未病实用教程/甄蕾，李劲涛主编．—北京：中国中医药出版社，2018.11
ISBN 978－7－5132－5153－2

Ⅰ．①中…　Ⅱ．①甄…②李…　Ⅲ．①中医学－预防医学　Ⅳ．①R211

中国版本图书馆 CIP 数据核字（2018）第 182274 号

中国中医药出版社出版

北京市朝阳区北三环东路 28 号易亨大厦 16 层
邮政编码　100013
传真　010－64405750
保定市中画美凯印刷有限公司印刷
各地新华书店经销

开本 787×1092　1/16　印张 11.25　字数 219 千字
2018 年 11 月第 1 版　2018 年 11 月第 1 次印刷
书号　ISBN 978－7－5132－5153－2

定价　46.00 元
网址　www.cptcm.com

社 长 热 线　010－64405720
购 书 热 线　010－89535836
维 权 打 假　010－64405753

微信服务号　zgzyycbs
微商城网址　https://kdt.im/LIdUGr
官 方 微 博　http://e.weibo.com/cptcm
天猫旗舰店网址　https://zgzyycbs.tmall.com

如有印装质量问题请与本社出版部联系(010－64405510)

《中医治未病实用教程》
编委会

前言

为贯彻《国务院关于扶持和促进中医药事业发展的若干意见》，落实《中医药事业发展"十二五"规划》有关要求，进一步发挥中医药特色优势，推进中医药预防保健和康复服务工作的深入开展，提高中医药预防保健和康复能力的整体水平，同时作为区级中医医院，为了能更好地履行对医院医务人员的教育培养工作，北京市海淀区中医医院根据财政部、国家中医药管理局和北京市中医管理局的要求，组织编写此实用教程，旨在提高医务人员中医药预防保健及康复与临床服务能力，以便为居民提供更好的中医服务。

《素问·四气调神大论》是《黄帝内经》中最重要的养生文献之一，治未病即出自于此。它体现了天人合一的整体观，阴阳平衡的生命观，未病先防的健康观，是我们开展预防与养生工作的重要理论基础。治未病的含义非常广泛，大致讲，可以理解为三个层面：一是未病先防，二是防微杜渐，三是既病防变。它要求人们在平时就要防病，有了小病就要注意阻止其酿成大患，在病变来临之际要防止其进一步恶化，这样才能掌握健康的主动权。

本书是国家中医药管理局"治未病及康复能力建设"项目之一，分为理论与实践两大部分，从各方面对治未病的相关内容进行了阐述，由来自北京中医药大学、中国中医科学院西苑医院、北京市海淀区中医医院（海淀区双榆树社区卫生服务中心）、海淀区北太平庄社区卫生服务中心、海淀区香山社区卫生服务中心的专家们和临床一线医师共同完成，有较高的学术价值和临床指导意义。但由于水平有限，本书若有不妥之处，敬请读者和同仁不吝赐教，提出宝贵意见和建议。

目录/

上篇 概述

治未病出自《黄帝内经》（下简称《内经》）之《素问·四气调神大论》，本篇是《内经》中最重要的养生学文献，体现了天人合一的整体观，阴阳平衡的生命观，未病先防的健康观，是我们开展预防与养生工作的重要理论基础。

第一章 健康与治未病

健康是人生的第一财富。健康是人生的"1"，其他都是"0"，没有站在前面的"1"，后面有多少个"0"都没有意义，一切还是"0"。

一、健康与疾病的定义

愉悦的心情、强壮的体力、充沛的精力、良好的心态是健康的四大基本表现。不同时代对健康的定义并不完全相同，早期认为身体没有疾病、没有虚弱就是健康，而将心理精神问题归之于恶魔缠身、鬼魅附体，后来发现这也是疾病。

健康的英文是 Wellness，健康状况的英文是 Health。《辞海》将健康定义为：人体各器官系统发育良好、功能正常、体质健壮、精力充沛，并具有良好劳动、效能的状态。通常用人体测量、体格检查和各种生理指标来衡量。这种提法符合一般大众的认识、当时的社会环境，因而广为认可和接受。很长一段时间，我们对"心理和社会适应能力上的完好状态"处于无知的状态，直到改革开放后才开始重视心理和社会适应能力对健康的影响。

《简明不列颠百科全书》1987 年中文版关于健康的定义是"健康，使个体能长时期地适应环境的身体、情绪、精神及社交方面的能力"。健康可用可测量的数值（如身高、体重、体温、脉搏、血压、视力等）来衡量，但其标准很难掌握。虽然在定义中提到心理因素，但在测量和疾病分类方面没有具体内容。可以说这是从生物医学模式向生物－心理－社会医学模式过渡过程中的产物。

健康是指一个人在身体、精神和社会等方面都处于良好的状态。传统的健康观是"无病即健康"，现代人的健康观是整体健康，世界卫生组织提出"健康不仅是躯体没有疾病，还要具备心理健康、社会适应良好和有道德"。因此，现代人的健康内容包括：躯体健康、心理健康、心灵健康、社会健康、智力健康、道德健康、环境健康等。健康是人的基本权利。

疾病，是产生症状或体征的异常生理或心理状态，是人体在致病因素的影响下，器官组织的形态、功能偏离正常标准的状态。

二、未病与治未病

疾病的现代定义是与健康相对应的，《说文解字》记载，"疾，病也""病，疾加也"，由此可见，古代两字并不具有相同的含义，此外还有"恙"，是指心忧。由此可见，病的原始意义应当是重病，而未病应当指疾病的萌芽，未重的阶段，从扁鹊见蔡桓公的故事，可以对古代有关疾、病及预防思想有所了解。

扁鹊见蔡桓公，立有间，扁鹊曰："君有疾在腠理，不治将恐深。"桓侯曰："寡人无疾。"扁鹊出，桓侯曰："医之好治不病以为功。"

居十日，扁鹊复见，曰："君之病在肌肤，不治将益深。"桓侯不应。扁鹊出，桓侯又不悦。

居十日，扁鹊复见，曰："君之病在肠胃，不治将益深。"桓侯又不应。扁鹊出，桓侯又不悦。

居十日，扁鹊望桓侯而还走。桓侯使人问之，扁鹊曰："疾在腠理，汤熨之所及也；在肌肤，针石之所及也；在肠胃，火剂之所及也；在骨髓，司命之所属，无奈何也。今在骨髓，臣是以无请也。"

居五日，桓侯体痛，使人索扁鹊，已逃秦矣。桓侯遂死。

因此，治未病就是在有微小疾病时积极加以干预，以免发展成重病，这也是古人预防医学思想的基本体现，而无疾之人，古代还有养生，养生与治未病是有本质差异的，养生在于养"生生之气"。

三、中医治未病的含义

归纳古今有关文献，我们认为治未病应该包括三个方面的含义：

1. 救其萌芽

《素问·八正神明论》有"上工救其萌芽"之说，强调早期发现，早期干预。《素问·阴阳应象大论》云："邪风之至，疾如风雨，故善治者治皮毛，其次治肌肤，其次治筋脉，其次治六腑，其次治五脏。治五脏者，半死半生也。"《金匮要略·脏腑经络先后病脉证》指出"适中经络，未流传脏腑，即医治之；四肢才觉重滞，即导引、吐纳、针灸、膏摩，勿令九窍闭塞"。张景岳对治未病的阐述亦深刻，指出"祸始于微，危因于易，能预此者，谓之治未病，不能预此者，谓之治已病。知命者，其谨于微而已矣"，治未病就是"履霜坚冰至，贵在谨于微，此诚医学之纲领，生命之枢机也"。

2. 安未受邪之所

通过五行生克、脏腑相关分析，在某脏发生疾病时，我们可以对可能受其影响但尚未病的脏腑进行调治，以防疾病波及他脏。如《难经》曰："所谓治未病者，见肝之病，则知肝当传之与脾，故先实其脾气，无令得受肝之邪，故曰治未病焉。"《金匮要略》亦有相似记载。清代叶天士在治疗温热时特别强调了"先安未受邪之地"，邪未入营分则先安营分是叶天士运用治未病思想的体现。

3. 防止不利传变

首先是预防由表入里的传变，这在《内经》中有较为充分的体现。如《灵枢·百病始生》有自皮肤→络脉→经→输→肠胃→肠胃之外、募原之间的传变。《素问·玉机真脏论》曰："今风寒客于人，使人毫毛毕直，皮肤闭而为热……或痹不仁肿痛……弗治，病入舍于肺……弗治，肺即传而行之于肝……弗治，肝传之脾……弗治，脾传之肾……弗治，肾传之心……肾因传之心，心即复反传而行之肺，发寒热，法当三岁死。"

其次是预防六经由轻而重的传变，其在《内经》有记载，而《伤寒论》则得到发扬。《素问·热论》曰："伤寒一日，巨阳受之……二日，阳明受之……三日，少阳受之……四日，太阴受之……五日，少阴受之……六日，厥阴受之……三阴三阳、五脏六腑皆受病，荣卫不行，五脏不通，则死矣。"文中阐述了六经传变的基本规律。《伤寒论》中详尽论述了六经传变规律及相应的治法治则。

第三是预防卫气营血与三焦由浅入深的传变。在温病学发展较为迅速的清代，叶天士指出"卫之后，方言气，营之后，方言血"，认为邪入血分或传心包往往病情危重。吴瑭则提出上、中、下三焦的传变，其中下焦病变往往最重，在《温病条辨》中有关预防逆传心包、透营转气、预防传入三焦等，都是防止不利传变的体现。

四、中医的健康管理

中医健康管理始于胚胎时期，古有择时受孕的思想，中医的健康管理观更多地体现在养生学中，"人始生，先成精"，中医健康管理的核心内容是养"生生之气"，预防其受到不必要的损失，防止早夭。

近些年来，在治未病思想的影响下，人们对中医健康管理的认识与重视程度有了新的高度，将传染病预防、健康促进、慢病康复统统纳入了中医健康管理的内容，而针灸、拔罐、刮痧等可以用来治未病的技术也得以推广与使用。

第二章 治未病理论的起源和发展

一、汉以前

汉代以前的文献粗略地记录了人们对卫生保健的一些认识，当时人们已经开始主动或被动适应环境，以保持健康，这是治未病的萌芽。成书于战国至秦代的《山海经》，虽不是一部医药专著，但收载药物达一百余种，并明确记载了药物的名称、产地、形态、功效及使用方法，这些药物记载是与人的生活密切相关的，可帮助人们避免因服药错误而加重病情。《内经》奠定了中医学的理论基础，也是中医治未病理论形成的标志。《内经》中有大量关于治未病的记载。如《素问·上古天真论》曰："虚邪贼风，避之有时，恬惔虚无，真气从之，精神内守，病安从来。"《难经》对《内经》进行了补充和发挥。《难经·七十七难》曰："经言上工治未病，中工治已病者，何谓也？然，所谓治未病者，见肝之病，则知肝当传之与脾，故先实其脾气，无令得受肝之邪，故曰治未病焉。"其阐述了治未病的内涵和意义。

《针灸甲乙经》记载：一天仲景与侍中王仲宣相遇，仲景说王仲宣已患病了，40岁时眉毛要脱落，然后过半年就要死去，并告诉他服五石汤可免除。王仲宣嫌他的话逆耳，就没服药。后果如仲景所言，先是眉毛脱落，继则死去。

二、晋唐时期

唐代大医家孙思邈首先是位养生家，其次是医学家，他极重视养生与治未病，提出"未病""欲病""已病"三个层次，指出"上医医未病之病，中医医欲病之病，下医医已病之病"。他反复告诫人们要"消未起之患，治病之疾，医之于无事之前"。他论治未病主要从养生防病和欲病早治着眼，所著《千金要方》中载有一整套养生延年的方法和措施，很有实用价值。

三、宋金元时期

宋金元时期学术争鸣，治未病理论和方法的认识得到进一步发展，成书于宋代的《太平圣惠方》强调："安人之本，必资于食。救疾之道，乃凭于药。故摄生者，先须洞晓病源，知其所犯，以食治之。食疗不愈，然后命药。"

《圣济总录》重视未病先防，并强调气在防病中的作用，书中指出：万物壮老由气盛衰，人的形体也因气而荣，因气而病。宋代陈直的《养老奉亲书》在治未病方面重视饮食调治和性情调摄，主张怡情悦性，顺应四时，节制饮食，安不忘危，以保全元气，预防疾病的发生。如"主身者神，养气者精，益精者气，资气者食。食者生民之天，活人之本也。故饮食进则谷气充，谷气充则气血盛，气血盛则筋骨强，故脾胃者五脏之宗也。四脏之气皆以胃气为本。"金代李杲所撰写的《脾胃论》在防治疾病上强调脾胃元气为根本，因而重视脾胃的调养。如"若胃气之本弱，饮食自倍，则脾胃之气既伤，而元气亦不能充，而诸病之所由生也"。成书于元代的《格致余论》和《丹溪心法》在治未病方面强调独重阴精，平时应该戒色欲、节饮食。其中《丹溪心法》是对《内经》治未病思想的继承和发扬，如《丹溪心法·不治已病治未病》曰："今以顺四时，调养神志，而为治未病者，是何意耶？盖保身长全者，所以为圣人之道。"

四、明清时期

喻嘉言深谙仲景治未病思想的要旨，未病先防、已病早治的精神贯穿于他的著作《医门法律》，如中风门中的人参补气汤便是御外入之风的绸缪之计；又如《血痹虚劳篇》中对男子平人谆谆致戒，是望其有病早治，不要等虚劳病成，强调于虚劳将成未成之时，调荣卫，节嗜欲，积贮渐富，使虚劳难成。明代李梴所撰写的《医学入门》认为治未病必须要精神内守，主张以理求静，寡欲以养心。明代龚廷贤所撰写的《寿世保元》重视调养体内脏腑，以恬脏腑、调血脉为宗旨。明代张景岳《类经·摄生类》曰："祸始于微，危因于易，能预此者，谓之治未病，不能预此者，谓之治已病。知命者，其谨于微而已矣。"《景岳全书》卷二所记载的"中型论"，强调气血对健康的重要性，劝告人们不可"恃其少壮何所不为"，因为"人之常度有限，而情欲无穷；精气之生息有限，而耗损无穷"。《证治心传·证治总纲》曰："欲求最上之道，莫妙于治其未病。"清代程国彭所撰写的《医学心悟》中的《医中百误歌》云，"见微知著，弥患于未萌，是为上工"，说明能把病扼杀在萌芽之前是最好的医生。清代名医叶天士对于既病防变研究颇深，他在《温热论》中指出："务在先安未受邪之地。"温病属热证，热偏盛而易出汗，极易伤津耗液，故保津护阴属未雨绸缪、防微杜渐之举，对于温病是控制其发展的积极措施。后来吴鞠通在《温病条辨》中提出保津液和防伤阴，其实与叶氏"务在先安未受邪之地"之意吻合，体现了治未病的思想。

五、治未病工作的现代意义

养生与治未病源远流长，历经几千年的沉淀，在明清时期发展相对成熟，是我国文化不可或缺的一部分。进入21世纪，随着医学模式的转变以及医学发展趋势由"以治病为目标对高科技的无限追求"转向"预防疾病与损伤，维持和提高健康"，给治未病的发展带来新的机遇。疾病防治重心前移的政策为中医养生与治未病提供新的空间，近几年，国内有关治未病的工作必将在医学史上添上浓彩一笔。养生与治未病工作与科学技术有机结合，必将为人类健康作出新贡献。

第三章　治未病理论基础与原则

一、天人合一

1. 人是自然之子，参与自然循环

人为自然之子，参与自然界的大循环。《素问·宝命全形论》曰："人以天地之气生，四时之法成。""人以天地之气生"说明人来自自然界，来源于自然之五行，即木、火、土、金、水，人不是超自然界的产物；"四时之法"就是生、长、化、收、藏之法，人的生命活动遵循的是生、长、化、收、藏的规律，逆之则"不成"。人百年之后，回归自然，化为五行。

人不能独立于自然界而生存，人与天地的关系不仅在于生命的形成，更在于生命的延续，自然之气也是生命延续的基础，正如《素问·六节藏象论》所说"天食人以五气，地食人以五味"，即是此理。

2. "人－地－天－道"的自然法则

"道可道，非常道；名可名，非常名"（《道德经》），自然之道是最简单的道理，我们的祖先通过对人生的观察与植物、动物生命规律的观察，总结出生、长、化、收、藏之规律。张景岳曰："春应肝而养生，夏应心而养长，长夏应脾而养化，秋应肺而养收，冬应肾而养藏。"这是自然之道最大的道，没有生、长、化、收、藏，自然界的生命将不复存在。具体到人体，要实现生、长、化、收、藏，还需要有内外沟通机制，而"升降出入"就是人与自然的沟通机制，"出入废则神机化灭，升降息则气立孤危"。

3. 无为，无所不为

养生与治未病，首要任务是分清"可为"与"不可为"之事。人的生命不能超过其极限，对绝大多数人来说，生命都是在自然规定的极限之内终结了，养生的目标就是尽终其天年。

4. "天人合一"在于合自然之道

从中医角度来说，天人合一是人体与自然界的协调统一，按照自然界生、长、化、收藏的规律，保养人体的阳气，适应自然界变化。人要靠天地之气提供的物质条件而获得生存，同时人体五脏的生理活动，必须适应四时阴阳的变化，才能与外界环境保持协调平衡。

正如因此，人体要保持健康无病，必须维持人与自然规律的协调统一。人也应根据这一规律，安排生活作息，调摄精神活动，以适应不同的改变。"从之则苛疾不起"，健康长寿；"逆之则灾害生"，轻则为病，重则危及生命。

二、阴阳平衡

平衡是一个大命题，平衡即和谐，人体生命与健康在于平衡，中医治未病的根本目标就在于维护这种平衡，守之则健，失此即病。

1. 内外平衡

自然界的阴阳变化有三个基本节律，一是年节律，二是日节律，女性还有月节律。从生、长、化、收、藏来看，阴阳平衡是一个动态的平衡，是一个活的平衡，人永远不可能将阴阳固定在平衡点上。

《内经》还提出了"春夏养阳，秋冬养阴"的论点，提示我们春夏要养"阳气"的生长之道，秋冬养"阴精"的收藏之道。"春夏养阳，秋冬养阴"是要求养生适应阴阳平衡，遵守阳气生、长、化、收、藏的年节律，一日之中也有阴阳，也要遵守这个规律。

2. 五脏调和

五脏调和是阴阳平衡的第二个养生要点，五脏是中医对生命认识的基础和核心。五脏中心论构成了人体的基本生理与病理。五脏的调和是实现阴阳平衡的功能基础，脾升胃降等有助于实现阴阳的平衡。

3. 气血调和

从自然界来说，"水火者，阴阳之征兆也"。在人体而言，气血乃阴阳之代表，气血调和，则百病不生，一有怫郁，气血不调则杂病丛生。

三、顺应四时

四时阴阳的生、长、化、收、藏规律是自然界中周期变化规律，对人体影响最为重要，阴阳的平衡是动态的平衡，首先体现在四时动态变化中的平衡，作为"天人合一"及"阴阳平衡"最重要的一环，是阴阳与人体相互关系的年节律。这是最主要的节律，也是对人体来说最重要的节律。因此，养生顺应四时就成为顺应自然的主要内容。

各季有鲜明的物候特点、气候变化规律，也是人比较容易认识与把握的规律，如春季阳气生发，风气当令，气候寒热多变，应适当增加活动，以助阳气生发，避免感受风邪；夏季阳气盛长，暑湿当令，应防止中暑、伤湿困阳，另外夏天阳气在外，纳食生冷过度极易伤阳；秋季阳气收敛，燥气当令，气温由热变凉，行收之道，阳气应当渐入于阴分之位，应防止温燥致阳气外越而不能收藏；冬季阳气潜藏，寒气当令，应适当减少户外活动，防止受寒和保暖过度而生病。

总而言之，人体顺应四时，就是要利用自然阴阳生、长、化、收、藏的规律，借力养生，使人身之阴阳变化顺势而为，主动契合自然界阴阳变化规律，内外阴阳协调，抗御外邪，防病延年。这就是处无为之事。

如果逆自然规律而行，如果长期生活起居不遵从自然规律，必然使阴阳失和，气血不调，"半百而衰"，人体元气虚衰，抗邪能力下降，易罹患各种疾病。养生就是养成顺势而为，守四时之法，从阴阳之道的生活习惯。

四、形神兼养

形和神关系的问题，是中国文化中最具有特征的命题之一。古人在探索生命相关问题时发现了其相互关系是相生相成，形为神产生的基础。如《荀子·天论》曰："形具而神生，好恶喜怒哀乐藏焉。"反过来，神是形的主宰，如《淮南子·原道训》曰："神者，生之制也。"

《内经》认为，养生的关键在于养神或者通过外在形体的修炼最终达到养神的目的。如《素问·上古天真论》曰："上古之人，其知道者，法于阴阳，和于术数，食饮有节，起居有常，不妄作劳，故能形与神俱，而尽终其天年，度百岁乃去。"

所谓"粗守形，上守神"不仅是对医生的要求，同样适用于养生，形似是基础，神似是最高的境界，书法、绘画莫不如是。古人养生，很多情况是始于外在形体的修炼，达到一定境界后，就应该向"与神俱"的方向努力。

养"神"的核心在于内心修持和志意淡泊，从而达到"神主形从"，则"志闲而少欲，心安而不惧，形劳而不倦，气从以顺，各从其欲，皆得所愿"，即使人到老年，也能够"却老而全形"。治未病的关键问题，并非仅仅是落实在形体上的预防，而应当注重对"神"的养护。

五、三因制宜

三因制宜即因时、因地、因人制宜。三因制宜强调的是在审因施养时要将当时的季节气候条件、所处地区的不同、个体差异等作为选择养生方法和立法处方的重要依据，它充分体现了中医的整体观念和辨证论治思想应用到养生防病领域的原则性和灵活性，是中医学基本原则在养生防病过程中的体现。

"人以天地之气生，四时之法成"，是自然界的产物。天地阴阳之气的运动变化对人的情志活动、脏腑功能、经气运行、发病都有影响，养生之道在于顺应自然，适应四时气候以及日夜晨昏的变化规律，让人体节律与外界节律协调而保持健康的状态。《内经》中明确指出了顺时养生的重要性，如《灵枢·本神》曰："智者之养生也，必顺四时而适寒暑。"顺四时是从四时阴阳，适寒暑是根据主气、客气及年运变化之规律进行调整。

历代医家都把根据四时气候的变化适度调摄精神作为养生长寿之本，防病治病的良药。《素问·四气调神大论》提出了顺应四时变化调养精神的方法：如春三月中的"以使志生，生而勿杀"，以顺应肝木喜条达的特性来养神；夏三月中的"使志无怒"，以顺应自然界夏季阳气盛长的变化；秋三月的"使志安宁……无外其志"，以缓解由于秋气肃杀而使人产生的悲观情绪；冬三月的"使志若伏若匿，若有私意，若已有得"以顺应"冬藏"之气养神。

地域气候差异、地理环境和生活习惯的不同，在一定程度上影响着人体生理活动和脏腑机能。《素问·异法方宜论》指出：东西南北中五方之人，因地理方位、地势气候以及生活习惯不同，形成不同的体质，易患不同病证，因此治法随之而异。因此，治未病应遵循"因地制宜"的法则。

因人制宜是"三因制宜"理论的重要组成部分，是根据病人年龄、性别、体质、生活习惯等不同特点，辨证施养，防护治疗的原则。清代徐大椿在《医学源流论》指出："天下有同此一病，而治此有效，治彼则不效，且不惟无效，而及有大害者，何也？则以病同人异也。"这是在治疗疾病的过程中因人不同而形成的治疗差异性，即中医"同病异治"思想的体现。

第四章　养生与治未病

一、精神

精神情志活动与人体的生理、病理变化有非常密切的关系。《素问·阴阳应象大论》曰："怒伤肝""喜伤心""思伤脾""忧伤肺""恐伤肾"；《素问·举痛论》曰："怒则气上""喜则气缓""悲则气消""恐则气下""惊则气乱""思则气结"。这说明突然、强烈或持续的精神刺激能够使人体气机逆乱，气血阴阳失调，脏腑功能紊乱而发生疾病或加重病情。

因此，人们要修身养性，控制和调整心态，在社会的动态中求得平衡。正如《素问·上古天真论》所谓"恬惔虚无，真气从之，精神内守，病安从来。"养生就是养性，温和淡泊的性情会令五神和畅，精神愉快，心情舒畅，气机调达，气血平和，增强抗病能力，防止疾病的发生。

华佗非常重视七情、饮食、起居等对人体健康的影响。他要求人们"宜节忧思以养气，慎喜怒以全真"，保持心情舒畅，精神愉快，避免不良精神刺激和过度情志波动，以减少疾病的发生。心理保健已成为21世纪的健康主题，良好的心理状态是健康的重要保障，心身疾病已成为21世纪人类健康之大敌。不健康的心理表现为物欲化倾向、冷漠化倾向、粗俗化倾向、躁动化倾向。心理健康与身体健康密切相关，互为因果。

二、饮食

民以食为天，饮食是维持人体生命活动的必需物质，《素问·脏气法时论》云："五谷为养，五果为助，五畜为益，五菜为充，气味合而服之，以精益气。"

但是饮食不节制、饮食不洁净、饮食偏嗜则影响人体的生理功能，损伤正气，产生疾病。正所谓"饮食自倍，肠胃乃伤""高粱之变，足生大丁"。因此，在饮食方面，不能过饥过饱，进餐要有规律，讲究卫生，不吃不洁、霉变或有毒的食物；讲究营养，合理膳食，切忌偏嗜，并控制肥甘厚味的摄入。

注意五味的调和，饮食的平衡，营养的均衡，对人体健康来说非常重要。《养生录》中谈到养生六宜，食宜早些、食宜暖些、食宜少些、食宜淡些、食宜缓些、食宜软些。中国人盐的摄入量超标，脑溢血、高血压等疾病的发生与此相关。上述观点也与目前营养学界提倡的"健康膳食金字塔"相一致。坚持几个"少"：少盐多醋、少糖多果、少肉多菜、少药多食、少睡多行、少忧多眠。

三、运动

运动养生是中医治未病的重要内容。三国时的华佗根据中华传统文化所说的"流水不腐，户枢不蠹"的理论，创造了五禽戏，模仿五种动物的姿态，促进体魄的强壮。

《素问·宣明五气》云："久视伤血，久卧伤气，久坐伤肉，久立伤骨，久行伤筋。"这告诉我们应当劳逸结合、锻炼适度，才能气血调畅、疏郁散结、脏腑得养、阴阳互守。适当的运动能使周身血液畅流不息，不致瘀滞；能改善人体各系统的生理功能，保证脏器细胞正常活动；促进人体新陈代谢，使人体保持旺盛的活力，是预防疾病，消除疲劳，恢复体力，获得健康长寿的要素。中国的养生保健体系是关于人体运动保健思想、理论及方法的体系，认为运动养生应讲求性命双修、形神兼养。

未来理想的运动保健模式将以个人分散的运动健身活动为主，不能带来愉悦感的运动对养生的效果会大打折扣。运动养生的原则是协调统一，形神兼修；量力而行，循序渐进；持之以恒，坚持不懈。比较适宜于健身的运动项目有太极拳、气功、散步、慢跑等。

四、药物

药物是养生最后的环节和重要组成部分，《神农本草经》将药物分为上中下三品，上品以养生、轻身延年、不老为主要作用。后代医家对药物养生有很多记载，《本草纲目》中记载有养生作用的药物共约160种。琼玉膏是典型的养生方，也是膏方之祖方，其他，如龟鹿二仙膏、龟龄集等都是养生名方名药。

目前常用以养生康复的药物有：六味地黄丸、四君子丸、肾气丸、加味逍遥丸、归脾丸、十全大补酒、乌鸡白凤丸、养阴清肺膏、秋梨膏等，已成为家喻户晓的保健佳品，受到国内外人士的欢迎。补益类药物在民间使用历史悠久，如补气中药人参、西洋参、山药等；补血中药枸杞子、阿胶、何首乌、当归等；补阳中药鹿茸、肉苁蓉、杜仲、冬虫夏草等；补阴中药山茱萸、百合、沙参、麦冬、灵芝草等。

使用补药不可盲补，当分清五脏、阴阳、气血，要辨证进补。一是本着积极的预防和及时的治疗原则；二是要坚持调补结合的原则；三是强调辨证用药；四是坚持三因制宜的原则。除此补益之外，适当予行气理气之品，不能"呆补""滞补"，使血脉通利、气血调和才能达到养生保健的目的。

五、推拿按摩

经气的运行是生命与健康的基础之一，中医利用针灸、推拿等改变与调整经气的运行，增进健康，使用广泛，有良好的群众基础。《素问·调经论》曰："五脏之道，皆出于经隧，以行气血，血气不和，百病乃变化而生。"只有经络通畅，才能使脏腑相通，从而养脏腑，生气血，布津液，传糟粕，御精神，以确保生命活动顺利进行，新陈代谢旺盛。阴阳协调，气血平和，脏腑得养，精充、气足、神旺，所以身体健康而不病。

中医将人体看成一个与自然界密切相关的有机整体，通过适时对经络、腧穴的适度刺激，激发机体内在的自稳能力，使机体保持阴阳平衡，以达到未病先防、既病防变的目的，而推拿正可以达到此目的。

中医推拿通过手法的功力作用和经络系统的调整作用来发挥防治功效。推拿疗法是施术者用手在人体体表操作，没有针刺的痛苦，也没有服药的不便，在中医理论指导下，运用生物力学理论，完全通过力量来调整机体的状态，消除疲劳、放松肌肉、促进气血流通、防止积劳成疾，从而达到养生保健预防之目的。推拿疗法在激发和调动机体自身潜能方面独具特色。

六、气功导引

导引形似运动疗法但高于运动疗法。《庄子》讲："吐故纳新，熊经鸟申，为寿而已矣；此道引之士，养形之人。""吐故纳新"指做气功，"熊经鸟申"讲人就像熊一样攀缘，像鸟一样左顾右盼。这两种方法就是导引，这样做的人就是养形人。

中国古代的一些医学大家对养生有很高的造诣。他们对养生重要方法的气功不仅自己身体力行，由此而颐养天年，而且积极推广，造福于民众。汉代名医华佗创编了仿生的气功功法五禽戏；隋朝太医巢元方在其著作《诸病源候论》中收录了导引法200余种，这些方法不仅可用于治病，亦可养生健体，预防疾病。

民国名医张锡纯把当时未被列入中医学术殿堂的气功养生法提到重要的地位，认为它对中医的起源和基础、对于养生疗疾，大有裨益。中国历代名医之所以对气功这一养生方法情有独钟，把它视为治未病的重要方法之一，是因为在养生保健的实际操作中，他们认识到，气功锻炼具有其他养生方法所没有的优势。

气功是一种身心兼养的自我保健方法，通过三调技术，外练筋骨皮，内练精气神，经络因此而畅通，正气因此而充盈，这样就能做到"正气存内，邪不可干"，自然起到了治未病的效果。在中医各科中，气功的整体调节作用是最强的，因此能有效促进人的整体功能改善和健康水平提高。同时，气功具有双向调节的特性，"以平为期"，即同一种功法可对人的两种截然不同的功能状态进行合理调节。气功锻炼简便易行，费用低廉，安全可靠。

养生气功的方法一般操作都比较简单，很容易掌握，并且如前所述，气功具有双向调节作用，故一般情况下，无须进行复杂的体质辨识。总之，气功确实是中医治未病独特而有效的方法之一。

七、房事

我国古代关于房事养生的研究不仅有科学的独创理论，而且有许多易于实行的有效方法。《洞玄子》《素女经》等是研究"房中术"的书籍，讲究阴阳和谐，并强调欲不可早，不可过度，又不可无的思想。其总的要求是欲不可绝、欲不可早、欲不可纵、欲不可强、欲有所忌和欲有所避，这些我们都应该遵守。

中医理论认为，精是维持生命活动不可缺少的物质，是人体生命的根本，阴精贵充盈固秘，则人体得养，强健无病，否则诸病不断。《管子》认为，精存自生，其外安荣，内脏以为泉源。浩然和平，以为气渊，渊之不涸，四体乃固，泉之不竭，九窍遂通，乃能穷天地，被四海。《内经》更重视固精的重要性，张仲景提出勿令房事过多，孙思邈要求节欲以达到固精，陶弘景从精、神、形的关系来强调固精的重要性。宋金元时期的医家在防病治病中强调固精，主要有刘河间与朱丹溪。明清时代医家重视固精在人体的重要作用。主要以张景岳与叶天士为代表。《临证指南医案》中强调，精伤乃至虚劳、中风、眩晕形成并加重，必须调养阴精以达到固精的目的，以使病情减轻而不进一步传变。

八、睡眠

古代养生家认为，人们的寿命长短与能否合理安排起居作息有着密切的关系。《素问·上古天真论》说："食饮有节，起居有常……而尽终其天年，度百岁乃去。"可见，自古以来我国人民就非常重视起居有常对人体健康的重要性。

《素问·生气通天论》说："起居如惊，神气乃浮。"清代名医张隐庵说："起居有常，养其神也，不妄作劳，养其精也。夫神气去，形独居，人乃死。能调养其神气，故能与形俱存，而尽终其天年。"这说明起居有常是调养神气的重要法则。神气在人体中具有重要作用，它是对人体生命活动的总概括。《内经》告诫人们，如果"起居无节"便将"半百而衰也"。在日常生活中，若起居作息毫无规律，恣意妄行，逆于生乐，以酒为浆，以妄为常，就会引起早衰以致损伤寿命。

葛洪在《抱朴子》中指出："定息失时，伤也。"起居失调，则精神紊乱，脏腑功能损坏，身体各组织器官都可产生疾病。特别是年老体弱者，生活作息失常对身体的损害更为明显。人生活在自然界中，与之息息相关。因此，人们的起卧休息只有与自然界阴阳消长的变化规律相适应，才能益于健康。例如，平旦之时阳气从阴始生，到日中之时，则阳气最盛；黄昏时分则阳气渐虚而阴气渐长，深夜之时，则阴气最为隆盛。人们应在白昼阳气隆盛之时从事日常活动，而到夜晚阳气衰微的时候，就要安卧休息，也就是古人所说的"日出而作，日入而息"，这样可以起到保持阴阳运动平衡协调的作用。

一年之中，四时的阴阳消长对人体的影响尤为明显。因此，孙思邈说"善摄生者卧起有四时之早晚，兴居有至和之常制"，即根据季节变化和个人的具体情况制定出符合生理需要的作息制度并养成按时作息的习惯，使人体的生理功能保持在稳定平衡的良好状态中。这就是起居有常，睡眠养生的真谛所在。

九、环境

环境因素自古以来就受到人们重视。如《素问·五常政大论》有"高者其气寿，下者其气夭"，说明当时已从宏观上认识到人类生存、健康、疾病与环境关系密切。

现代《预防医学》从宏观和微观两方面认识到，环境是指人类和生物生存空间。人类环境又分为自然环境、生活环境和社会环境。环境给人类提供了生存所需要的条件，而环境质量下降又能危害人体健康，引发疾病，甚至威胁人类的生存。

自然环境中气象诸要素：气温、气湿、气流、气压、太阳辐射以及空气离子等能影响人体的新陈代谢，成为致病因素（中医称外因、六气、外感六淫）。我们应调节人体生物钟与自然界的协调统一性，按自然界生、长、化、收、藏的规律，保养人体阳气。

不但自然环境与人们的健康息息相关，社会环境同样和人们的身体状况紧密关联。《素问·疏五过论》指出："凡欲诊病者，必问饮食居处，暴乐暴苦，始乐后苦，皆伤精气，精气竭绝，形体毁沮。"其非常明确地阐述了诊治疾病要注意社会心理因素的影响。随着社会的发展，人类居住健康的问题越来越受到关注，住宅规划设计的不健康因素，导致居住环境受到污染、人际关系冷漠，装修病、空调病蔓延，严重危害人体健康。

中篇　治未病的应用方法

第一章　中医治未病常用技术操作规程

一、针刺技术操作规程

（一）毫针刺法技术操作规程

1. 目的

采用不同型号的金属毫针刺激人体的腧穴，以调和气血、疏通经络，从而达到扶正祛邪、防治疾病的目的。适用于各种急慢性疾病。

2. 用物准备

治疗盘，毫针盒（内备各种毫针）或一次性毫针，0.5% 碘伏，棉签，棉球，镊子，弯盘，必要时备毛毯和屏风等。

3. 操作方法

（1）进针法

1）指切进针法：又称爪切进针法。一般用左手拇指或食指端切按在穴位旁边，右手持针，用拇、食、中三指夹持针柄近针根处紧靠左手指甲面将针刺入。此法适宜短针的进针（图1）。

2）夹持进针法：又称骈指进针法。用左手拇、食二指捏消毒干棉球，夹住针身下端，将针尖固定在所刺入腧穴皮肤表面位置，右手

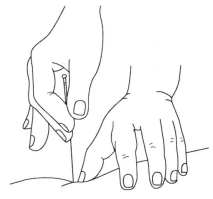

图1　指切进针法

捻动针柄，将针刺入腧穴。此法适用于肌肉丰满部位及长针的进针（图2）。

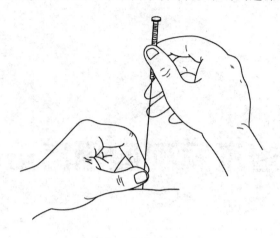

图2 夹持进针法

3）舒张进针法：用左手拇、食二指将所刺腧穴部位的皮肤绷紧，右手持针，使针从左手拇、食二指的中间刺入。此法主要用于皮肤松弛或有皱褶部位的腧穴，如腹部的穴位（图3）。

4）提捏进针法：用左手拇、食二指将所刺腧穴部位的皮肤捏起，右手持针，从捏起的皮肤顶端将针刺入。此法主要用于皮肉浅薄部位的腧穴进针，如印堂穴。

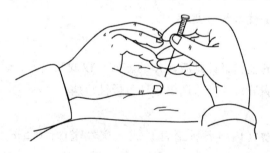

图3 舒张进针法

（2）进针角度和深度

1）角度：是指进针时针身与皮肤表面构成的夹角（图4）。

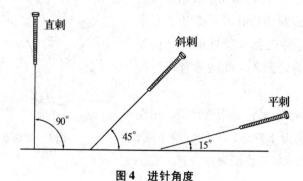

图4 进针角度

①直刺：是针身与皮肤表面呈90°，垂直刺入。此法适用于人体大部分腧穴。

②斜刺：是针身与皮肤表面呈45°左右刺入。此法适用于肌肉较浅薄处或内有重要脏器或不宜于直刺、深刺的腧穴。

③平刺：即横刺，是针身与皮肤表面呈15°左右沿皮刺入。此法适用于皮薄肉少部位的腧穴，如头部。

2）深度：是指针身刺入皮肉的深度，一般根据患者体质、年龄、病情及针刺部位而定。

①体质：身体瘦弱，宜浅刺；肌肉丰满者，宜深刺。

②年龄：小儿及年老体弱者，宜浅刺；中青年身强体壮者，宜深刺。

③病情：阳证、新病宜浅刺；阴证、久病宜深刺。

④部位：头面和胸背及皮薄肉少处的腧穴，宜浅刺；四肢、臀、腹及肌肉丰满处的腧穴，宜深刺。

（3）行针基本手法

1）提插法：当针刺入腧穴一定深度后，将针身提到浅层，再由浅层插到深层，以加大刺激量，使局部产生酸、麻、胀、重等感觉（图5）。

2）捻转法：当针刺入腧穴一定深度后，将针身大幅度捻转，幅度愈大，频率愈快，刺激量也就愈大。当针刺部位出现酸、麻、胀、重等感觉时，术者手下也会有沉、紧、涩的感觉，即为"得气"，说明针刺起到了作用（图6）。

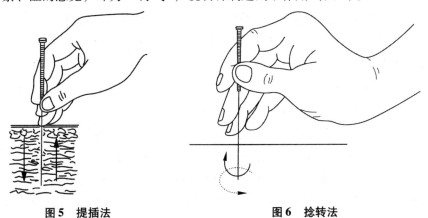

图5　提插法　　　　　　　　　　　　　图6　捻转法

（4）补泻手法

1）补法：进针慢而浅，提插轻，捻转幅度小，留针后不捻转，出针后多揉按针孔。多用于虚证。

2）泻法：进针快而深，提插重，捻转幅度大，留针时间长并反复捻转，出针后不按针孔。多用于实证。

3）平补平泻法：进针深浅适中，刺激强度适宜，提插和捻转的幅度中等，进针和出针用力均匀。适用于一般患者。

4. 操作程序

（1）备齐用物，携至床旁，作好解释，取得患者配合。

（2）协助患者松开衣着，按针刺部位，取合理体位。

（3）选好腧穴后，先用拇指按压穴位，并询问患者有无感觉。

（4）消毒进针部位后，按腧穴深浅和患者胖瘦，选取合适的毫针，同时检查针柄是否松动，针身和针尖是否弯曲或带钩，术者消毒手指。

（5）根据针刺部位，选择相应进针方法，正确进针。

（6）当刺入一定深度时，患者局部产生酸、麻、胀、重等感觉或向远处传导，即为"得气"。得气后调节针感，一般留针 10 ~ 20 分钟。

（7）在针刺及留针过程中，密切观察患者有无晕针、滞针等情况。如出现意外，紧急处理。

（8）起针：一般用左手拇（食）指端按压在针孔周围皮肤处，右手持针柄慢慢捻动将针尖退至皮下，迅速拔出，随即用无菌干棉球轻压针孔片刻，防止出血。最后检查针数，以防遗漏。

（9）操作完毕，协助患者穿好衣服，安置舒适卧位，整理床铺。

（10）清理用物，归还原处。

5. 注意事项

（1）患者过于饥饿、疲劳、精神过度紧张时，不宜立即进行针刺。对身体瘦弱、气虚血亏的患者，进行针刺时手法不宜过强，并应尽量选用卧位。

（2）妇女怀孕 3 个月者，不宜针刺小腹部的腧穴。若怀孕 3 个月以上者，腹部、腰骶部腧穴也不宜针刺。至于三阴交、合谷、昆仑、至阴等一些通经活血的腧穴，在怀孕期亦应予禁刺。如妇女行经时，若非为了调经，亦不应针刺。

（3）小儿囟门未合时，头顶部的腧穴不宜针刺。

（4）常有自发性出血或损伤后出血不止的患者，不宜针刺。

（5）皮肤有感染、溃疡、瘢痕或肿瘤的部位，不宜针刺。

（6）对胸、胁、腰、背脏腑所居之处的腧穴，不宜直刺、深刺。肝脾肿大、肺气肿患者更应注意。如刺胸、背、腋、胁、缺盆等部位的腧穴，若直刺过深，都有伤及肺脏的可能，使空气进入胸腔，导致创伤性气胸，轻者出现胸痛、胸闷、心慌、呼吸不畅，甚则呼吸困难，出现唇甲发绀、出汗、血压下降等症。因此，医者在进行针刺过程中精神必须高度集中，令患者选择适当的体位，严格掌握进针的深度、角度，以防止事故的发生。

（7）针刺眼区和项部的风府、哑门等穴，以及脊椎部的腧穴，要注意掌握一定的角度，不宜大幅度提插、捻转和长时间留针，以免伤及重要组织器官，产生严重后果。

（8）对尿潴留的患者在针刺小腹部腧穴时，也应掌握适当的针刺方向、角度、深度等，以免误伤膀胱等器官，出现意外事故。

（二）三棱针技术操作规程

1. 目的

三棱针古称锋针（图7），三棱针刺法具有开窍泄热，活血祛瘀，疏经通络，治疗顽固性痹证的作用，既适用于实证和热证，也可用于寒实证。常用于某些急症和慢性病，如昏厥、高热、中暑、中风闭证、急性咽喉肿痛、目赤红肿、顽癣、疔痈初起、扭挫伤、疳疾、痔疮、久痹、头痛、丹毒、指（趾）麻木等。

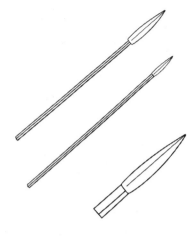

图7 三棱针

2. 用物准备

治疗盘、三棱针、0.5% 碘伏、棉签、弯盘等。

3. 操作方法

（1）腧穴点刺：先在腧穴部位上下推按，使血聚集穴部，常规消毒皮肤、针尖后，右手持针对准穴位迅速刺入0.3cm，立即出针，轻轻按压针孔周围，使出血数滴，然后用消毒干棉球按压针孔止血（图8）。

（2）刺络：用三棱针缓慢地刺入已消毒的较细的浅静脉，使少量出血，然后用消毒干棉球按压止血（图9）。

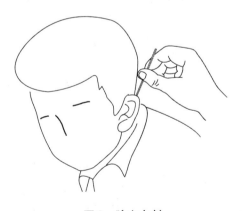

图8 腧穴点刺

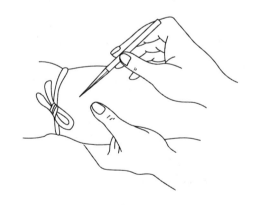

图9 刺络

（3）散刺：又叫豹纹刺，按不同疾病有两种不同刺法（图10）：

1）顽癣、疔肿初起（未化脓），严密消毒后可在四周刺出血。

2）扭伤、挫伤后局部瘀肿，在瘀肿局部消毒后如豹纹般散刺出血。左手按压施术部位的两侧，或夹起皮肤，使皮肤固定，右手持针，将经过严密消毒的腧穴或反应点的表皮挑破，使出血或流出黏液；也可再刺入0.5cm左右深，将针身倾斜并

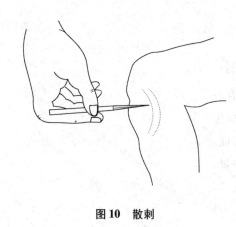

图 10 散刺

使针尖轻轻提高，挑断皮下部分纤维组织，然后局部消毒，覆盖敷料。

4. 操作程序

（1）备齐用物，携至床旁，作好解释，取得病人配合。

（2）患者取合理体位，协助松开衣着，暴露施针部位，进行皮肤消毒。

（3）右手拇、食两指持住针柄，中指扶住针尖部，露出针尖 1～2 分许，以控制针刺深浅度，针刺时左手捏住指（趾）部，或夹持、舒张皮肤，右手持三棱针针刺，根据病情，选择相应刺法。

（4）在施针过程中，应观察患者面色、神情，询问有无不适反应，预防晕针。

（5）操作完毕后，协助患者穿好衣服，安排舒适体位，整理床单。

（6）清理用物，归还原处。

5. 注意事项

（1）三棱针刺激颇强，治疗时须让患者体位舒适，并嘱患者与医生配合，还须注意预防晕针。

（2）由于三棱针针刺后针孔较大，必须严密消毒，防止感染。

（3）点刺、散刺必须做到浅而快，切勿刺伤动脉，出血不宜过多，一般以数滴为宜。

（4）身体虚弱，气血两亏，常有自发性出血或损伤后出血不易止住的患者，不宜使用。

（5）每日或隔日针治 1 次，3～5 次为 1 个疗程。急症也可每日治 2 次。如治疗需出血较多，每周治疗 1～2 次为宜。

（三）电针技术操作规程

1. 目的

电针是在针刺腧穴"得气"后，在针上通以接近人体生物电的微量电流，以防治疾病的一种疗法。适用于治疗各种痛证、痹证、痿证、中风后遗症、外伤性瘫痪、脏器功能失调以及针刺麻醉等。

2. 用物准备

治疗盘、电针仪、无菌毫针、无菌干棉球、棉签、0.5% 碘伏、弯盘、浴巾、屏风等。

3. 操作程序

（1）备齐用物，携至床旁，作好解释，取得患者配合。

（2）根据所选穴位取合适体位，嘱病人排尽小便。

（3）选好腧穴后，先用拇指按压穴位，问病人是否有酸、痛感觉，以校准穴位。

（4）局部皮肤用0.5%碘伏消毒。

（5）按毫针刺法进针。

（6）病人有酸、麻、胀、重等感觉后，调节电针仪的输出电位器至"零"，再将电针仪的两根输出导线分别连接在同侧肢体的两根毫针针柄上。

（7）开启电针仪的电源开关，选择适当波型（密波：脉冲频率一般在50～100次/秒，能降低神经应激功能；疏波：脉冲频率常为2～5次/秒，刺激作用较强，能引起肌肉收缩，提高肌肉、韧带张力；其他还有疏密波、断续波、锯齿波等）。慢慢旋转电位器，由小至大逐渐调节输出电流到所需量值（病人有麻刺感，局部肌肉有抽动，即是所需的强度）。

（8）通电过程中应观察病人的忍受程度，以及导线有否脱落，有无晕针、弯针、折针等情况。

（9）通电时间视病情及病人体质而定，一般为5～20分钟。

（10）电针完毕，将电位器拨回至"零"位，关闭电源，拆除输出导线，将针慢慢提至皮下，迅速拔出，用无菌干棉球按压针孔片刻。

（11）操作完毕，协助患者穿好衣服，安置适当体位，整理床位。

（12）清理用物，归还原处。

4. 注意事项

（1）电针仪在使用前须检查性能是否良好。如电流输出时断时续，须注意导线接触是否良好，应检修后再用。干电池使用过一段时间，如电流输出微弱，就要换新电池。

（2）电针仪最大输出电压在40伏以上者，最大输出电流应控制在1毫安以内，避免发生触电事故。直流电或脉冲直流电有电解作用，容易引起断针和灼伤组织，不能作电针仪的输出电流。

（3）调节电流量时，应逐渐从小到大，切勿突然增强，防止引起肌肉强烈收缩，患者不能忍受，或造成弯针、断针、晕针等意外。

（4）有心脏病者，避免电流回路通过心脏。近延髓和脊髓部位使用电针时，电流输出量宜小，切勿通电过大，以免发生意外。孕妇慎用。

（5）经温灸过的毫针，针柄因烧黑氧化而不导电；有的毫针柄是用铝丝绕制而成，并经氧化处理镀成金黄色，氧化铝绝缘不导电。以上两种毫针应将电针仪输出线夹持在针体上。

二、熏洗疗法技术操作规程

1. 目的

熏洗疗法是将药物煎汤，趁热在患处熏蒸或浸浴，以达到疏通腠理、祛风除湿、清热解毒、杀虫止痒作用的一种治疗方法。适用于疮疡、筋骨疼痛、目赤肿、阴痒带下、肛门疾病等。

2. 用物准备

治疗盘，药液，熏洗盆（根据熏洗部位的不同，也可备坐浴椅、有孔木盖浴盆及治疗碗等），水温计，必要时备屏风及换药用品等。

3. 操作程序

（1）备齐用物，携至床旁，作好解释，取得患者配合。

（2）根据熏洗部位协助患者取合适体位，暴露熏洗部位，必要时屏风遮挡，冬季注意保暖。

（3）眼部熏洗时，将煎好的药液趁热倒入治疗碗，眼部对准碗口进行熏蒸，并用纱布熏洗眼部，稍凉即换，每次 15～30 分钟。

（4）四肢熏洗时，将药物趁热倒入盆内，患肢架于盆上，用浴巾或布单围盖后熏蒸。待温度适宜时，将患肢浸泡于药液中泡洗。

（5）坐浴时，将药液趁热倒入盆内，上置带孔木盖，协助患者脱去内裤，坐在木盖上熏蒸。待药液不烫时，拿掉木盖，坐入盆中泡洗。药液偏凉时，应更换药液，每次熏洗 15～20 分钟。

（6）熏洗过程中，密切观察患者病情变化。若感到不适，应立即停止，协助患者卧床休息。

（7）熏洗完毕，清洁局部皮肤，协助患者穿好衣服，安置舒适卧位。

（8）清理用物，归还原处。

4. 注意事项

（1）月经期者、孕妇禁用坐浴。

（2）熏洗药温不宜过热，一般为 50～70℃，以防烫伤。

（3）在伤口部位进行熏洗时，按无菌技术进行。

（4）包扎部位熏洗时，应揭去敷料。熏洗完毕后，更换消毒敷料。

（5）所用物品需清洁消毒，避免交叉感染。

三、艾灸技术操作规程

（一）艾炷灸技术操作规程

1. 目的

艾炷灸是将纯净的艾绒用手指搓捏成圆锥状，小者如麦粒大，中者如半截枣核大，大者高约 1cm，炷底直径约 0.8cm，直接或间接置于穴位上施灸的一种疗法（图11）。此法利用温热及药物的作用，通过经络传导，以温经通络、调和气血、消肿散结、祛湿散寒、回阳救逆，从而达到防病保健、治病强身的目的。适用于各种虚寒性病证，如胃脘痛、腹痛、泄泻、风寒痹证、阳痿、早泄、疮疡久溃不愈等。

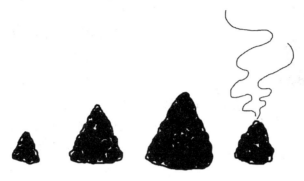

图 11　艾炷

2. 用物准备

治疗盘、艾炷、火柴、凡士林、棉签、镊子、弯盘，酌情备浴巾、屏风等。间接灸时，备姜片、蒜片或附子饼等。

3. 操作程序

（1）备齐用物，携至床旁，作好解释，取得病人配合。

（2）协助取合适体位，暴露施灸部位，注意保暖。

（3）根据情况实施相应的灸法。

1）直接灸（常用无瘢痕灸）：先在施灸部位涂以少量凡士林，放置艾炷后点燃，艾炷燃剩至2/5左右，患者感到灼痛时，即用镊子取走余下的艾炷，放于弯盘中，更换新炷再灸，一般连续灸 5~7 壮（图12）。

2）间接灸（常用隔姜灸、隔蒜灸、隔盐灸和隔附子饼灸）：施灸部位涂凡士林，根据病情，放上鲜姜片或蒜片或附子饼1片（事先将鲜姜或独头蒜切成约 0.6cm 厚的薄片，中心处用针穿刺数孔，附子饼是附子研末以黄酒调和而成，厚 0.6~0.9cm，中心处用粗针穿刺数孔），上置艾炷，点燃施灸。当艾炷燃尽或患者感到灼痛时，则更换新炷再灸，一般灸 3~7 壮，达到灸处皮肤红晕，不起疱为度（图13）。

（4）艾炷燃烧时，应认真观察，防止艾灰脱落，以免灼伤皮肤或烧坏衣

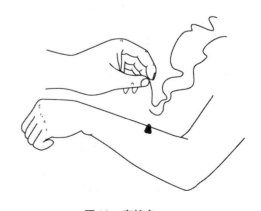

图 12　直接灸

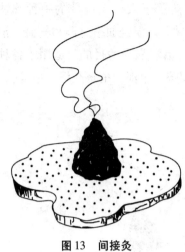

图13　间接灸

物等。

（5）施灸完毕，清洁局部皮肤，协助患者穿好衣服。整理床位，安置舒适体位，酌情通风。

（6）清理用物，归还原处。

4. 注意事项

（1）凡实证、热证、阴虚发热以及面部大血管附近，孕妇胸腹部和腰骶部，均不宜施灸。

（2）艾绒团必须捻紧，防止艾灰脱落烫伤皮肤或烧坏衣物。

（3）施灸后局部皮肤出现微红灼热，属于正常现象。如灸后出现小水疱，无须处理，可自行吸收。如水疱较大，可用无菌注射器抽去疱内液体，覆盖消毒纱布，保持干燥，防止感染。

（4）熄灭后的艾炷，应装入小口瓶内，以防复燃引发火灾。

（二）艾条灸技术操作规程

1. 目的

艾条灸是用纯净的艾绒（或加入中药）卷成圆柱形的艾条，点燃后在人体表面熏烤的一种疗法。适用于各种虚寒性病证，如胃脘痛、腹痛、泄泻、风寒痹证、阳痿、早泄、疮疡久溃不愈等。

2. 用物准备

治疗盘、艾条、火柴、弯盘、小口瓶，必要时备浴巾、屏风等。

3. 操作程序

（1）备齐用物，携至床旁，作好解释，取得病人合作。

（2）取合理体位，暴露施灸部位，冬季注意保暖。

（3）根据病情，实施相应的灸法。

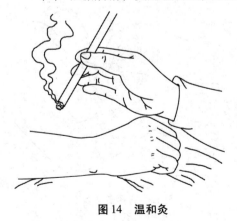

图14　温和灸

1）温和灸：点燃艾条，将点燃的一端在距离施灸穴位皮肤3cm左右处进行熏灸，以局部有温热感而无灼痛为宜。一般每处灸5～7分钟，至局部皮肤红晕为度（图14）。

2）雀啄灸：将艾条点燃的一端在距离施灸部位2～5cm处如同鸟雀啄食般一下一上不停移动，反复熏灸，每处5分钟左右（图15）。

3）回旋灸：将艾条点燃的一端距施灸

部位3cm左右，左右来回旋转移动，进行反复熏灸，一般可灸20～30分钟（图16）。

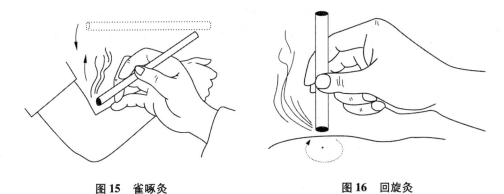

图15　雀啄灸　　　　　　　　　　　　图16　回旋灸

（4）施灸过程中，随时询问患者有无灼痛感，及时调整距离，防止烧伤。观察病情变化及有无体位不适。

（5）施灸中应及时将艾灰弹入弯盘，防止烧伤皮肤及烧坏衣物。

（6）施灸完毕，立即将艾条插入小口瓶，熄灭艾火。清洁局部皮肤后，协助患者穿好衣服，安置舒适卧位，酌情开窗通风。

（7）清理用物，归还原处。

4. 注意事项

（1）施灸后局部皮肤出现微红灼热，属于正常现象。如灸后出现小水疱，无须处理，可自行吸收。如水疱较大，可用无菌注射器抽去疱内液体，覆盖消毒纱布，保持干燥，防止感染。

（2）施灸过程中防止艾灰脱落烫伤皮肤或烧坏衣物。

（3）熄灭后的艾条，应装入小口瓶内，以防复燃引发火灾。

四、拔火罐技术操作规程

1. 目的

拔火罐是以罐为工具，利用燃烧热力，排出罐内空气形成负压，使罐吸附在皮肤穴位上，造成局部瘀血现象的一种疗法。此法具有温通经络、驱风散寒、消肿止痛、吸毒排脓等作用。适用于风湿痹证，如肩背痛、腰腿痛；肺部疾病，如咳嗽、哮喘；胃肠疾病，如脘腹胀痛、胃痛、呕吐及腹泻等。

2. 用物准备

治疗盘、火罐（玻璃罐、竹罐、陶罐）、止血钳、95%酒精、火柴、小口瓶，必要时备毛毯、屏风、垫枕。根据拔罐方法及局部情况备纸片、凡士林、棉签、0.5%碘伏、镊子、干棉球、三棱针或梅花针、纱布、胶布等。

3. 操作方法

（1）点火：选用下列方法之一，将火罐吸附于所选部位上。

1）闪火法：是用长纸条或用镊子夹95%酒精棉球一个，用火将纸条或酒精棉球点燃后，伸入罐内中段绕一周（切勿将罐口烧热，以免烫伤皮肤），迅速将火退出，立即将罐按扣在所选部位或穴位上（图17）。

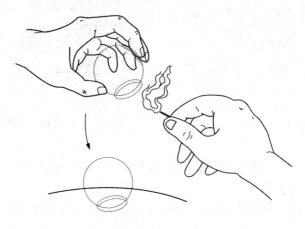

图17　闪火法

2）贴棉法：是用大小适宜的95%酒精棉一块，贴在罐内壁中段（不要过湿），点燃后迅速将罐按扣在应拔的部位。

3）投火法：是用易燃烧纸片或95%酒精棉球（拧干）一个，点燃后投入罐内，迅速将罐按扣在应拔的部位，此法适用于侧位横拔（图18）。

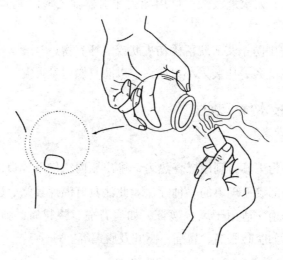

图18　投火法

（2）拔罐：根据病情需要，可分为下列几种拔罐方法。

1）坐罐法：又名定罐法，将罐吸附在皮肤上不动，直至皮肤呈现瘀血现象为止，一般留置10分钟左右，此法适用于镇痛治疗（图19）。

2）闪罐法：即将罐拔住后，立即起下，如此反复多次地拔住起下，起下拔住，至皮肤潮红充血或瘀血为度。多用于局部肌肤麻木、疼痛等。

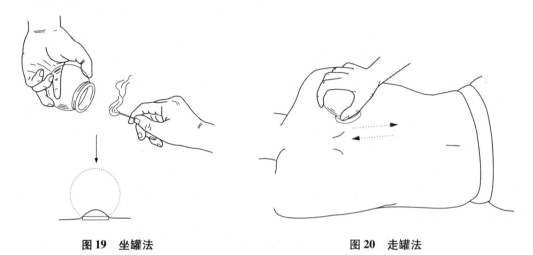

图19 坐罐法　　　　　　　　　　　　图20 走罐法

3）走罐法：又称推罐法，即拔罐时先在所拔部位的皮肤及罐口上涂一层凡士林等润滑油，再将罐拔住，然后，医者用右手握住罐子，向上下或左右需要拔的部位往返推动，至所拔部位的皮肤红润、充血，甚或瘀血时，将罐取下。此法宜于面积较大、肌肉丰厚部位，如脊背、腰臀、大腿等部位的酸痛、麻木、风湿痹痛等（图20）。

4）刺血拔罐法：在患部常规消毒后，先用梅花针叩打，或用三棱针浅刺出血后，再行拔罐，留置5~10分钟，起罐后消毒局部皮肤。多用于治疗丹毒、扭伤、乳痈等。

（3）起罐：右手扶住罐体，左手以拇指或食指从罐口旁边按压一下，待空气进入罐内即可将罐取下（图21）。

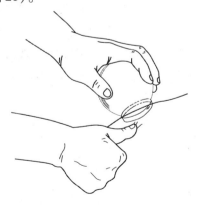

图21 起罐

4. 操作程序

（1）备齐物品，携至床旁，作好解释，取得患者配合。

（2）取合理体位，暴露拔罐部位，注意保暖。

（3）根据部位不同，选用合适火罐，并检查罐口边缘是否光滑。

（4）根据拔罐部位及所备用物，选用不同的点火方法。

（5）根据病情选用不同的拔罐方法。

（6）起罐后，如局部有水疱或拔出脓血，应清洁局部皮肤，进行常规消毒，外涂所需药物，必要时覆盖消毒敷料。

（7）操作完毕，协助病人穿好衣服，安排舒适体位，整理床单。

（8）清理用物，归还原处。

5. 注意事项

（1）高热抽搐及凝血机制障碍病人，皮肤过敏、溃疡、水肿及大血管处，孕妇的腹部、腰骶部均不宜拔罐。

（2）拔罐时应采取适当体位，选择肌肉较厚的部位，骨骼凹凸和毛发较多处不宜拔罐。

（3）拔罐过程中随时检查火罐吸附情况和皮肤颜色。

（4）防止烫伤和灼伤。拔罐时动作要稳、准、快，起罐时切勿强拉。如拔罐局部出现较大水疱，可用无菌注射器抽出疱内液体，外涂龙胆紫，保持干燥，必要时用无菌纱布覆盖固定。

（5）凡使用过的火罐，均应清洁消毒，擦干后备用。

五、推拿技术操作规程

1. 目的

推拿疗法又称按摩疗法。术者运用各种手法于病人体表一定部位或穴位上，以达到治疗疾病的一种疗法。推拿疗法具有扶正祛邪、散寒止痛、健脾和胃、导滞消积、疏通经络、滑利关节、强筋壮骨等作用，更具有保健强身，预防疾病，延年益寿的效果。适用于发热畏寒、头痛身痛、咳喘并作、脘痛纳呆、腹胀泄泻、痹证、痿证、中风后遗症、月经不调、跌打损伤、腰伤腿痛、关节不利、痛肿疮疖，以及骨折后遗症等。

2. 用物准备

治疗巾或大浴巾。

3. 操作程序

（1）作好解释，取得患者配合。

（2）取适宜体位，协助松开衣着，暴露治疗部位，注意保暖。

（3）在治疗部位上铺治疗巾，腰、腹部进行按摩时，先嘱病人排尿。

（4）按确定的手法进行操作，操作时压力、频率、摆动幅度均匀，动作灵活。

（5）操作过程中随时观察病人对手法治疗的反应，若有不适，应及时调整手法或停止操作，以防发生意外。

（6）操作手法轻重快慢适宜，用力需均匀，禁用暴力。每次推拿时间一般为15～30分钟。

（7）操作完毕后，清理用物，归还原处。

4. 常用操作方法

（1）推法：用指、掌或肘部着力于一定部位上，进行单方向的直接摩擦。用指称指推法；用掌称掌推法；用肘称肘推法（图22）。操作时指、掌、肘要紧贴体表，用力要稳，速度缓慢而均匀，以能使肌肤深层透热而不擦伤皮肤为度。此法可在人体各部位使用，能提高肌肉的兴奋性，促使血液循环，并有舒筋活络作用。

（2）一指禅推法：用拇指指腹或指端着力于推拿部位，腕部放松，沉肩、垂肘、悬腕，以肘部为支点，前臂做主动摆动，带动腕部摆动和拇指关节做屈伸活动。手法频率每分钟120～160次，压力、频率、摆动幅度要均匀，动作要灵活，操作时要求达到患者有透热感。常用于头面、胸腹及四肢等处。具有舒筋活络、调和营卫、健脾和胃、祛瘀消积的功能（图23）。

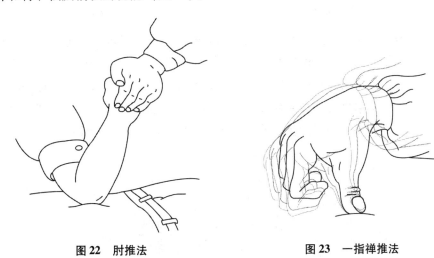

图22　肘推法　　　　　　　　　图23　一指禅推法

（3）揉法：用手掌大鱼际、掌根或拇指指腹着力，腕关节或掌指做轻柔缓和的摆动。操作时压力要轻柔，动作要协调而有节律，一般速度每分钟120～160次。适用于全身各部位。具有宽胸理气、消积导滞、活血化瘀、消肿止痛等作用（图24）。

（4）摩法：用手掌掌面或手指指腹附着于一定部位或穴位，以腕关节连同前臂进行节律性环旋运动。此法操作时肘关节自然弯曲，腕部放松，指掌自然伸直，动作要缓和而协调，频率每分钟120次左右。此法刺激轻柔，常用于胸腹、胁肋部位。具有理气和中、消食导滞、调节肠胃蠕动等作用（图25、26）。

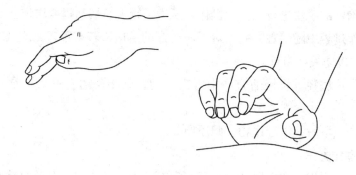

图 24　揉法

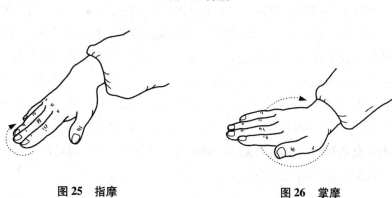

图 25　指摩　　　　　　　　图 26　掌摩

（5）擦法（平推法）：用手掌大鱼际、掌根或小鱼际附着在一定部位，进行直线来回摩擦。操作时手指自然伸开，整个指掌要贴在患者体表治疗部位，以肩关节为支点，上臂主动带动手掌做前后或上下往返移动。动作要均匀连续，推动幅度要大，呼吸自然，不可屏气，频率每分钟 100～120 次。此法用于胸腹、肩背、腰臀及四肢。具有温经通络、行气活血、消肿止痛、健脾和胃等作用（图 27）。

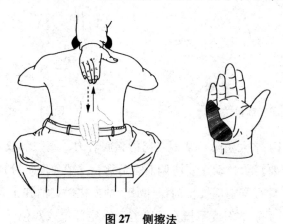

图 27　侧擦法

（6）搓法：用双手掌面夹住一定部位，相对用力做快速搓揉，同时做上下往返移动。操作时双手用力要对称，搓动要快，移动要慢。手法由轻到重，由慢到快，再由快到慢。适用于腰背、胁肋及四肢部位，一般作为推拿结束时的手法。具有调和气血、舒筋通络作用（图28）。

（7）抹法：用单手或双手手指指腹紧贴皮肤，做上下或左右往返移动。操作时用力要轻而不浮，重而不滞。本法适用于头面及颈项部。具有开窍镇静、醒脑明目等作用（图29）。

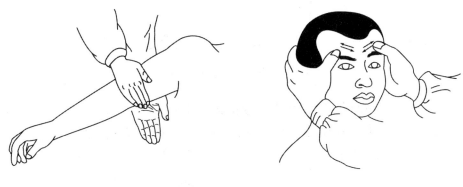

图28　搓法　　　　　　　　　　　　　　图29　抹法

（8）振法：用手指或手掌着力于体表，前臂和手部肌肉静止性用力，产生振颤动作，操作时力量要集中在指端或手掌上，振动的频率较高，着力较重。此法多用单手操作，也可双手同时进行。适用于全身各部位和穴位。具有祛瘀消积、和气理气作用（图30、31）。

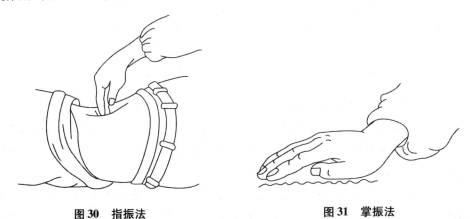

图30　指振法　　　　　　　　　　　　　图31　掌振法

（9）按法：用拇指端、指腹、单掌或双掌（双掌重叠）按压体表，并稍留片刻。操作时着力部位要紧贴体表，不可移动，用力要由轻而重，不可用暴力猛然按压。指按法适用于全身各部穴位，掌按法适用于腰背及腹部。具有放松肌肉、活血止痛的作用（图32）。

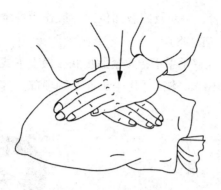

图32 掌按法

（10）捏法：用拇指与食、中两指或拇指与其余四指将患处皮肤、肌肉、肌腱捏起，相对用力挤压。操作时要连续向前提捏推行，均匀而有节律。此法适用于头部、颈项部、肩背及四肢。具有舒筋活络、行气活血作用（图33、34）。

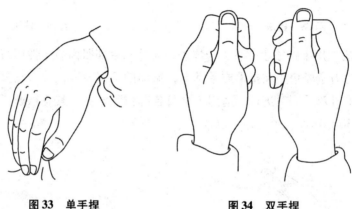

图33 单手捏　　　　　　　　　　　**图34 双手捏**

（11）拿法：捏而提起谓之拿，即用拇指与食、中两指或拇指与其余四指相对用力，在一定部位或穴位上进行节律性提捏。操作时用力要由轻而重，不可突然用力，动作要和缓而有连贯性。临床常配合其他手法使用于颈项、肩部及四肢等部位。具有祛风散寒、舒筋通络等作用（图35）。

（12）弹法：用一手指指腹紧压住另一手指指甲，受压手指端用力弹出，连续弹击治疗部位。操作时弹击力要均匀，频率为每分钟120~160次。此法可用于全身各部，尤以头面、颈项部最为常用。具有舒筋活络、祛风散寒的作用（图36）。

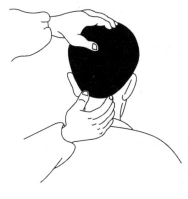

图 35　拿法

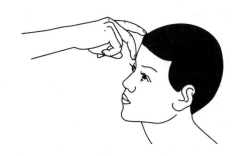

图 36　弹法

（13）掐法：用拇指指甲重刺穴位。掐法是强刺激手法之一，操作时要逐渐用力，达渗透为止，不要掐破皮肤。掐后轻揉皮肤，以缓解不适。此法多用于急救和止痛，常掐合谷、人中、足三里等穴。具有疏通血脉、宣通经络的作用（图 37）。

5. 注意事项

（1）操作者在治疗前须修剪指甲，以免伤及病人皮肤。

（2）孕妇的腰骶部与腹部、妇女经期均忌用。

（3）年老体衰、久病体虚、极度疲劳及剧烈运动后、过饥过饱、醉酒者均不宜或慎用推拿。

（4）严重心脏病、各种出血性疾病、结核病、肿瘤、脓毒血症、骨折早期（包括颈椎骨折损伤）、截瘫初期者，以及烫伤、皮肤破损部位、溃疡性皮炎的局部禁用推拿。

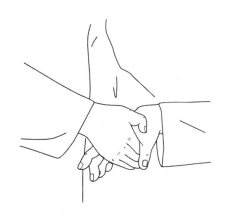

图 37　掐法

六、耳穴埋子技术操作规程

1. 目的

耳穴埋子是采用王不留行子（或菜子）刺激耳郭上的穴位或反应点，通过经络传导，达到防治疾病的目的。适用于痛证、失眠等。

2. 用物准备

治疗盘、探针、棉签、0.5% 碘伏、镊子、王不留行子、胶布、剪刀、弯盘等。

3. 操作程序

（1）备齐用物，携至床旁，作好解释，取得患者配合。

（2）患者取侧卧位或坐位。

（3）术者一手持耳轮后上方，另一手持探针由上而下在选区内找敏感点，常规消毒。

（4）埋子，将王不留行子粘于7mm×7mm胶布中间，再将胶布贴于所选穴位上，并用食指指腹按压。

（5）一边按压一边询问病人有无酸、胀、痛等"得气"感。

（6）教会病人或家属按压的方法，根据需要留子2～3天。

（7）撤子，撤除胶布和王不留行子，观察局部皮肤有无红肿、破损，并及时给予处理。

（8）操作完毕，清理用物，归还原处。

4. 注意事项

（1）耳郭有炎症、冻伤者或有习惯性流产史的孕妇禁用。

（2）动作轻巧，按压力度适中，使病人有"得气"的感觉即可。

（3）胶布潮湿、脱落应及时更换。

七、刮痧技术操作规程

1. 目的

刮痧是应用边缘钝滑的器具，如牛角刮板、瓷匙等物，在患者体表一定部位反复刮动，使局部皮下出现瘀斑的一种疗法。此法可疏通腠理，使脏腑秽浊之气通达于外，促使周身气血流畅，逐邪外出，达到治疗的目的。适用于夏秋之间的各种急性疾患，如中暑、霍乱、痢疾等病证，以及感冒、胸闷、头痛等。民间广泛用于治疗发痧（中暑）、绞肠痧、吊绞痧等证。

2. 用物准备

治疗盘、刮具（牛角刮板、瓷匙等）、治疗碗内盛少量清水或药液，必要时备浴巾、屏风等。

3. 操作程序

（1）备齐用物，携至床旁，作好解释，取得患者配合。

（2）协助患者取合适体位，暴露刮痧部位，冬季注意保暖。

（3）根据病情，确定刮痧部位。常用部位有头颈部、背部、胸部及四肢。

（4）检查刮具边缘是否光滑、有无缺损，以免划破皮肤。

（5）手持刮具，蘸水或药液，在选定的部位，从上至下刮擦皮肤，要向单一方向刮，不要来回刮。用力要均匀，禁用暴力。

（6）如刮背部，应在脊椎两侧沿肋间隙呈弧线由内向外刮，每次刮8～10条，每条长6～15cm。

（7）刮动数次后，当刮具干涩时，应及时蘸湿再刮，以皮下呈现红色或紫红色为度，一般每一部位刮20次左右。

（8）刮治过程中，随时询问患者有无不适，观察病情及局部皮肤颜色变化，及时调节手法力度。

（9）刮痧完毕，清洁局部皮肤，协助患者穿好衣服。

（10）清理用物，归还原处。

4. 注意事项

（1）病人过于消瘦，有皮肤病变及出血倾向者均不宜用刮痧疗法。

（2）操作中用力要均匀，勿损伤皮肤。

（3）刮痧后嘱患者保持情绪稳定，饮食要清淡，忌生冷油腻之品。

八、红外线治疗仪操作规程

1. 目的

使红外线光束投照人体治疗部位之皮肤，起到解痉镇痛，软化粘连、瘢痕挛缩，促进组织再生，消炎等作用。

2. 操作要领

（1）头距适宜并及时调节。

（2）灯头不悬垂于人体上。

3. 评估和观察要点

（1）评估患者病情、意识状态、合作程度，以及腹部伤口、会阴伤口皮肤情况。

（2）治疗前明确治疗部位，检查局部皮肤情况，注意有无瘢痕或知觉异常情况，局部有膏药或敷料等应去除。

（3）治疗中要经常询问患者感觉和观察局部反应，随时调整灯距，防止烫伤，及时处理异常情况。

4. 适应证

适用于痹证（风湿性关节炎、类风湿关节炎、冠心病、心绞痛）、寒湿性腰痛、胃脘痛（虚寒证、寒凝证）、颈椎病、痛经、慢性支气管炎、慢性前列腺炎、中风后遗症、疥疮肿痛、结块肿块、促进伤口愈合、骨质增生、伤口轻度感染促进感染消散等治疗。

5. 操作流程

（1）携用物至床旁，查对，解释操作的目的、方法。

（2）连接红外线治疗仪电源，打开电源开关，检查红外线治疗仪性能及导线连接是否正常。

（3）患者取舒适体位，裸露照射部位，检查红外线照射部位对温热感是否正常。

（4）将灯移至照射部位的上方或侧方，距离一般如下：功率500W以上，灯距应在 50 ~ 60cm 以上；功率 250 ~ 300W，灯距在 30 ~ 40cm；功率 200W 以下，灯距在 20cm 左右。

（5）交代注意事项（应用时，红外线通电后 3 ~ 5 分钟应询问患者的温热感是否适宜，红外线每次照射 15 ~ 30 分钟，每日 1 ~ 2 次），记录红外线治疗时间。

（6）停红外线治疗仪时先向患者解释说明，取得合作，关闭电源，整理导联线。

（7）清洁红外线治疗仪，防尘保护。

（8）清洁消毒腹部伤口皮肤，更换敷料。

（9）协助患者穿好衣服。

（10）整理床单、用物及红外线治疗仪。

6. 注意事项

（1）使用前或长期放置后再使用应检查导线有无破损现象，如导线有破损现象，必须更换后才能使用。

（2）治疗器使用的电源插座必须是可接地线的三孔电源插座。

（3）使用时严禁触摸照射头网罩内的治疗板和其他部件，以免被烫伤或引起触电事故。

（4）请勿让儿童和神志不清者操作使用或接近加热头。

（5）首次使用或较长时间放置后再使用，照射头可能出现冒白气（烟）的现象，这是照射头保温材料吸潮所至，待预热一段时间后会自行消失。

（6）治疗器出现损伤或故障时，请勿自行带电修理。

（7）红外线治疗时患者不能移动体位，以防止烫伤。

（8）红外线照射过程中如有感觉过热、心慌、头晕等反应时，应立即告知工作人员。

（9）红外线照射部位接近眼或光线射及眼时，应用纱布遮盖双眼。

（10）患部有温热感觉障碍或照射新鲜的瘢痕部位、植皮部位时，应用小剂量，并密切观察局部反应，以免发生灼伤。

（11）血循障碍部位、较明显的毛细血管或血管扩张部位一般不用红外线照射。

九、温针灸技术操作规程

1. 目的

温针灸是针刺与艾灸结合使用的一种方法，可增强针刺的疗效。适用于既需要留针而又适宜艾灸的病证，如痹证、痿证等（图 38）。

2. 用物准备

治疗盘、艾绒或艾卷、火柴、0.5% 碘伏、无菌干棉球、棉签、镊子、无菌毫针、弯盘等。

3. 操作程序

（1）准备用物，携至床旁，作好解释，取得患者合作。

（2）取合理体位，暴露针刺部位，注意保暖。

（3）选好腧穴，消毒皮肤。选取毫针，正确持针，实施针刺。

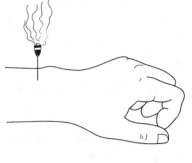

图38　温针灸

（4）针刺得气后留针，将艾绒搓团捻裹于针柄上（或用长约2cm的艾卷一段，插在针柄上），点燃施灸，使热力沿针身传至穴位。

（5）当艾绒燃尽后换炷再灸，可连灸2~5壮。

（6）施灸时观察有无出现针刺意外，及时清除脱落的艾灰。

（7）施灸完毕，除去艾灰，起出毫针，用无菌干棉球轻压针孔片刻，以防出血，并核对毫针数，以防遗漏。

（8）操作完毕，协助患者穿好衣服。安排舒适体位，酌情开窗通风。

（9）清理用物，归还原处。

4. 注意事项

（1）针柄上的艾绒团必须捻紧，针旁可放置弯盘，防止艾灰脱落烫伤皮肤或烧坏衣物。

（2）施灸后局部皮肤出现微红灼热，属于正常现象。如灸后出现小水疱，无须处理，可自行吸收。如水疱较大，可用无菌注射器抽去疱内液体，覆盖消毒纱布，保持干燥，防止感染。

十、水针技术操作规程

1. 目的

水针又称穴位注射，是在穴位内进行药物注射的一种疗法。它是将针刺及药物对穴位的渗透刺激作用和药物的药理作用结合在一起，发挥综合效能，达到治疗疾病的目的。适用于各种原因引起的腰腿痛、肩背痛、关节疼痛等，以及高血压、支气管炎、支气管哮喘、神经衰弱等。

2. 用物准备

治疗盘、药物、无菌注射器、砂轮、0.5%碘伏、镊子、棉签等。

3. 操作程序

（1）备齐用物，携至床旁，作好解释，取得病人合作。

（2）取合理体位，协助松解衣着，暴露局部皮肤，注意保暖。

（3）确定注射穴位，测试患者局部感觉反应，常规消毒局部皮肤。

（4）术者手持注射器（排尽空气），另一手绷紧皮肤，针尖对准穴位迅速刺入皮下，然后用针刺手法将针身刺入一定深度，并上下提插，得气后若回抽无血，即将药液缓慢注入。如所用药量较多，可于推入部分药液后，将针头稍微提起再注入余药。

（5）药液注完后快速拔针，用无菌棉签轻按针孔片刻，以防出血。

（6）操作完毕，协助患者穿好衣服，安排舒适体位，整理床单。

（7）清理用物，归还原处。

4. 注意事项

（1）严格三查七对及无菌操作规程，注意药物配伍禁忌。

（2）按处方选穴进行操作，要熟练掌握穴位的部位，注入的深度。每穴注射的药量一般为 1~2mL，胸背部可注射 0.5~1mL，腰臀部通常注射 2~5mL。

（3）药液不可注入血管内，注射时如回抽有血，必须避开血管后再注射。患者有触电感时针体往外退出少许后再进行注射。

（4）操作前应检查注射器有无漏气，针头是否有钩等情况。

（5）患者疲乏、饥饿或精神高度紧张时慎用；局部皮肤有感染、瘢痕或有出血倾向及高度水肿者禁用。

十一、牵引治疗技术操作规程

（一）颈椎牵引疗法操作规程

1. 目的

使牵引力落在颈椎体后缘（图39、40）。

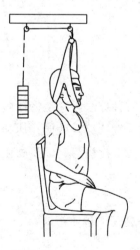

图 39　坐位颈椎牵引　　　　图 40　卧位颈椎牵引

2. 操作方法

（1）牵引体位：坐位或仰卧位。

（2）颈椎的角度：通常在中立位到 30°。

（3）应用模式：持续牵引。

（4）牵引力量：初始牵引力从 2.5～4.5kg 开始，可根据病情逐渐增加，但一般不超过体重的 1/7 为宜。

（5）治疗时间：大多数为 8～15 分钟。

（6）频率和疗程：每日 1 次，10 天为 1 个疗程。

3. 治疗操作

（1）治疗前

1）明确牵引首次重量。

2）根据处方选择患者舒适、放松体位，如坐位、仰卧位等。

3）根据处方确定患者颈部屈曲角度。

（2）治疗中

1）设定控制参数：包括力量、时间、牵引方式。

2）治疗调整：每次牵引相应调整牵引体位、角度、力量。

（3）治疗后

1）牵引绳完全放松、所有参数回零后关机，卸下牵引带。

2）询问患者牵引效果及可能的不适。

4. 注意事项

（1）患者须知

1）牵引前应取下耳机、助听器、眼镜等影响治疗的物品。

2）牵引中应尽可能使颈部及全身放松。

3）如果出现不良反应，应及时报告。

（2）工作人员须知

1）熟悉牵引装置的性能。

2）治疗时对患者状况进行密切观察，预防不良反应。

3）对肌肉疼痛导致痉挛者，宜采用小剂量持续牵引，避免采用间歇牵引方式。

（二）腰椎牵引疗法操作规程

1. 适应证

腰椎间盘突出症，尤为造成脊神经损害者；腰椎退行性疾患；腰椎小关节功能障碍、腰椎肌肉疼痛导致的痉挛或紧张等。

2. 禁忌证

下胸腰段脊髓受压、马尾神经综合征、腰椎感染、恶性肿瘤、风湿性关节炎、急性拉扭伤、腹疝、裂孔疝、动脉瘤、严重痔疮、严重骨质疏松、急性消化性溃疡或胃食管反流、心血管疾病（尤其是未控制的高血压）、严重的呼吸系统疾病、心肺功能障碍、孕妇。

3. 操作方法

（1）腰椎角度：通常以髋或膝的位置改变腰椎角度来调节。

（2）应用模式：根据需要选择持续牵引或间歇牵引。

（3）牵引力量：患者可以接受的范围。常用的牵引力量范围为 20～60kg。

（4）治疗时间：大多为 10～30 分钟。

（5）频率和疗程：频率为每日 1 次或每周 3～5 次，10 天为 1 个疗程。

（6）辅助理疗：牵引治疗前可用红外线或超短波等放松局部肌肉。

4. 治疗操作

（1）治疗前

1）根据处方确定选择患者牵引体位。

2）固定牵引带，骨盆牵引带的上缘应恰好处于髂前上棘，反向牵引带固定于胸廓（或双侧腋下），分别将牵引带系于牵引弓和牵引床头。

（2）治疗中

1）设定参数：包括力量、时间、间歇时间、角度。

2）治疗调整：根据牵引力的大小相应调整时间，牵引力大则时间要短。

（3）治疗后

1）牵引绳完全放松、控制参数回零后关机。

2）患者状况再评价。

3）记录本次牵引的参数，作为下一次治疗的依据。

5. 注意事项

（1）患者须知

1）尽量使自己放松。

2）症状加重或有不良反应时及时告诉治疗师。

（2）工作人员须知

1）为减少摩擦力可选择滑动的分离式牵引床，骨盆置于滑动部分。治疗前后锁定分离床，治疗时再开启。

2）可采用脚凳、枕头等调整患者腰椎角度。

十二、穴位敷贴技术操作规程

穴位敷贴是在中医理论指导下，在人体一定的穴位上敷贴药物，通过药物的经皮吸收，刺激局部经络穴位，激发全身经气，以预防和治疗疾病的一种外治方法。其中采用带有刺激性的药物，敷贴穴位引起局部发疱甚至化脓，中医称之为"灸疱"，这种特殊的穴位敷贴方法称为"天灸""自灸"或"发疱疗法"。如果将药物敷贴于神阙穴，通过脐部吸收或刺激脐部以防治疾病时，又称"敷脐法"或"脐疗"。

（一）指导原则

1. 穴位敷贴主要适用于养生保健和亚健康状态的调理，在应用时常选用补阴壮阳、益气活血、温经通络的药物，穴位多选用关元、膏肓、气海、足三里、五脏的背俞穴等具有强壮作用的穴位，起到增强人体正气，提高抗病能力，预防疾病的作用。

2. 穴位敷贴也可用于内、外、妇、儿、皮肤、五官等临床疾病的保健和辅助调理，但使用过程中，可通过药物和穴位的选择，进行辨证论治，辨体施养。主要适用证有：体虚感冒、支气管哮喘、慢性阻塞性肺病、慢性支气管炎、过敏性鼻炎、小儿反复呼吸道感染、冠心病、脑血管病、偏头痛、便秘、失眠、耳鸣耳聋、高脂血症、慢性胃炎、慢性结肠炎、口腔溃疡、痛经、乳腺小叶增生、子宫肌瘤、慢性盆腔炎、股骨头坏死、颈椎病、退行性骨关节病变、小儿夜啼、厌食、遗尿、流涎等。

3. 实施穴位敷贴前要详细询问病史，对敷贴药物过敏者切勿使用本方法。敷贴后应注意观察皮肤有无过敏、皮疹及糜烂溃破现象，一旦有不适情况，立即停用。

4. 每次敷贴时取穴不宜过多，应少而精，一般以 6 ~ 8 穴为宜。对一些慢性病的保健调理，可采用几组穴位轮换交替的使用方法，每次敷贴一组穴位。同一部位不宜连续敷贴过久，以免药物刺激太久，造成皮肤溃疡。

5. 药物宜密闭、低温保存，配制好的药物不可放置过久。

（二）准备工作

1. 药物选择

凡是临床上有效的汤剂、方剂，一般都可以熬膏或者研末作为穴位敷贴用药防治相应疾病，也就是所谓"外治之理，即内治之理，外治之药，亦即内治之药，所异者法耳"（《理瀹骈文》）。但与内服药物相比，穴位敷贴用药还有以下特点：

（1）通经走窜、开窍活络类药物：常用冰片、麝香、丁香、薄荷、樟脑、皂角、乳香、没药、花椒、肉桂、细辛、白芷、穿山甲、姜、葱、蒜、韭等。此类药物具有芳香通络作用，能够率领群药开结行滞，直达病所，拔病外出。但此类药物易耗伤人体气血，不宜过量使用。

（2）刺激发疱类药物：常用白芥子、斑蝥、毛茛、蒜泥、生姜、甘遂、石龙芮、铁线莲、威灵仙、墨旱莲等。此类药物对皮肤具有一定的刺激作用，可使局部皮肤充血、起疱，能够较好地发挥刺激腧穴作用，以达到调节经络脏腑功能的效果。

（3）气味俱厚类药物：常用生半夏、附子、川乌、草乌、巴豆、生南星、苍术、牵牛、番木鳖、斑蝥、大戟等。此类药物气味俱厚，药力峻猛，有时甚至选用力猛有毒的药物。正如吴师机所云："膏中用药味，必得气味俱厚者方能得力。"这类药物在临床应用时，应注意掌握用量及敷贴时间，不宜用量过大，敷贴时间也不宜过长。

2. 赋形剂的选择

赋形剂能够帮助药物的附着，促进药物的渗透吸收，因此，赋形剂选用适当与否，直接关系到保健治疗的效果。现代穴位敷贴中主要常用赋形剂为：水、盐水、白酒或黄酒、醋、生姜汁、蒜汁、蜂蜜、鸡蛋清、凡士林等。此外，还可针对病情应用药物的浸剂作赋形剂。

（1）水：可将药粉调为散剂、糊剂、饼剂等，既能使敷贴的药物保持一定的湿度，又有利于药物附着和渗透。

（2）盐水：盐性寒味咸，能软坚散结、清热、凉血、解毒、防腐，并能矫味。

（3）酒：酒性大热，味甘、辛。能活血通络、祛风散寒、行药势、矫味矫臭。用酒调和敷贴药，则可起到行气、通络、消肿、止痛等作用，促使药物更好地渗透吸收以发挥作用。

（4）醋：性温，味酸苦。具有引药入肝、理气、止血、行水、消肿、解毒、散瘀止痛、矫味矫臭作用。应用醋调和敷贴药，可起解毒、化瘀、敛疮等作用。

（5）生姜汁：生姜性温味辛。升腾发散而走表，能发表、散寒、温中、止呕、开痰、解毒。

（6）蒜汁：蒜性温味辛。能行滞气、暖脾胃、消癥积、解毒、杀虫。

（7）蜂蜜：蜂蜜性凉味甘，具有促进药物吸收的作用，有"天然吸收剂"之称，不易蒸发，能使药物保持一定湿度，对皮肤无刺激性，具有缓急止痛，解毒化瘀，收敛生肌功效。

（8）鸡蛋清：鸡蛋清能清热解毒，含蛋白质和凝胶，能增强药物的黏附性，可使药物释放加快，但容易干缩和变质。

（9）凡士林：医用凡士林呈半透明状，为配制各种软膏、眼膏的基质，还可用于皮肤保护油膏。凡士林黏稠度适宜，穿透性较好，能促进药物的渗透，可与药粉调和为软膏外敷。

（10）麻油或植物油：麻油调和敷贴药，能增强药物的黏附性，可润肤生肌。

（11）透皮剂：透皮剂是近年来新兴的一种制剂，可增加皮肤通透性，促进药物透皮吸收，增强敷贴药物的作用。目前临床常用的透皮剂是氮酮，为无色至微黄透明油状液体，性质稳定、无毒、无味、无刺激性，且促透效率相当高，是目前理想的促透剂之一。

3. 剂型的选择

目前临床常见的穴位敷贴剂型有：散剂、糊剂、饼剂、丸剂、锭剂、软膏剂、硬膏剂、橡胶膏剂、涂膜剂、贴膏剂、药袋、磁片等。

（1）散剂：散剂是将药物研为极细粉末，过 80～100 目筛，混合均匀后，用水调和成团，根据具体需要，涂在不同大小的胶布面上，直接敷贴于穴位上。此方法制作简便，可根据病情变化随时增减药味和药量，储存方便，临床应用较广泛，也可将药末直接撒布在普通膏药中间贴于穴位上。

（2）糊剂：糊剂是将粉碎过筛的药末加入酒、醋、姜汁、鸡蛋清、水等赋形剂调为糊状，敷贴于穴位上，外用纱布、胶布固定。糊剂可使药物缓慢释放，延长药物作用的时间，缓和药物毒性。

（3）饼剂：饼剂是将药物粉碎研细过筛后，加入适量面粉等黏合剂搅拌均匀，压制成小饼状，可入笼蒸熟，并敷贴于穴位上。有些药物本身具有黏稠性，也可直接捣成饼状敷贴。使用量应根据疾病轻重和穴位的部位而定。

（4）丸剂：丸剂是将药物粉碎过细筛后，拌和适当的黏糊剂制成，便于应用。

（5）锭剂：锭剂是将药物研碎过筛后，加水或面糊等赋形剂适量，制成锭形，晾干，临床使用时加水或醋磨糊，涂敷于穴位上。锭剂可减少配制过程的麻烦，方便储存，适应于慢性疾病的保健。

（6）软膏剂：软膏剂是将药物粉碎过细筛或经提取浓缩后的浸膏，加入适宜的基质调匀并熬成膏状，使用时摊贴于穴位上。本剂型的渗透性较强，药物释放得慢，具有黏着性和扩展性。

（7）硬膏剂：硬膏剂是将药物放入麻油或豆油内浸泡 1～2 日，将油放锅内加热，炸枯后过滤，药油再熬至滴水成珠时，加入铅丹，摊涂于厚纸、布等材料中央做成固体膏剂。使用时可直接贴用或加热后贴于穴位。本剂型作用持久，保存方便。

（8）橡胶膏剂：橡胶膏剂是以橡胶为基质的含药硬膏剂，黏着力好，成品稳定性高，使用方便，但制备工艺较复杂，成本也较高。

（9）涂膜剂：涂膜剂是利用现代工艺以高分子聚合物为成膜材料制成的含药涂膜剂，为一种新型的骨架型经皮给药，使用时涂于皮肤特定穴位上。

（10）贴膏剂：贴膏剂是采用高分子材料作基质而制成，具有药物容量高、剂量准确、透皮性、敷贴性、保湿性好，贴着舒适，不污染衣物等特点，是具有发展前景的外用中药新剂型。

（11）药袋：将应用药物粉碎过细筛后，放入布袋，混以水、醋、酒或其他赋形剂，放笼上蒸热后，趁热放于敷贴穴位上，冷后更换。

（12）磁片：将磁片制成不同大小，面积应根据保健目的和穴位的部位而定，使用时，根据需要敷贴于相应穴位。

（三）操作方法

1. 穴位选择

穴位敷贴疗法的穴位选择与针灸疗法基本一致，也是以脏腑经络学说为基础，根据不同的保健需求和病证、穴位的特性，通过辨体、辨病和辨证，合理选取相关穴位，组成处方进行应用。实际操作时，可单选，亦可合选，需要灵活掌握，力求少而精。

（1）局部取穴：可以根据保健目的或疾病特点，采用保健部位、疾病部位或者临近的穴位，如面部美容保健、五官科疾病防治、偏头痛防治等。

（2）循经远取：一般根据中医经络循行线路选取远离病变部位的穴位进行保健调理，如敷贴涌泉穴防治高血压、头痛、口腔溃疡等。

（3）经验选穴：多根据临床医生的经验选取穴位，如吴茱萸敷贴涌泉穴调理小儿流涎，威灵仙敷贴身柱穴调治百日咳等。

2. 敷贴方法

（1）直接敷贴法

1）体位选择：应用穴位敷贴进行保健时，应根据所选穴位，采取适当体位，使药物能敷贴稳妥。

2）敷贴局部皮肤的准备：敷贴部位（穴位）要按照常规消毒。因为皮肤受药物刺激会产生发红、水疱和破损，容易发生感染。贴药前，定准穴位后，通常用温水将局部洗净，或用75%酒精棉球行局部消毒，然后敷药。

3）敷贴药物的固定：为了保证药物疗效的发挥，对于所敷之药，无论是糊剂、膏剂或捣烂的鲜品，均应将其很好地固定，以防止药物移动或脱落。

固定方法一般可直接用胶布固定，也可先将纱布或油纸覆盖其上，再用胶布固定。若敷贴在头面部，外加绷带固定特别重要，还可防止药物掉入眼内，避免发生意外。目前有专供敷贴穴位的特制敷料，使用固定都非常方便。如需换药，可用消毒干棉球蘸温水或各种植物油，或用石蜡油轻轻揩去残留在皮肤上的药物，擦干后再敷药。

（2）其他敷贴方法

1）穴位敷贴配合灸法：局部消毒，在穴位上置鲜姜片，点燃艾炷灸 3～5 壮，以穴位潮红为度，将药饼贴至灸后的穴位上，胶布或纱布固定。

2）穴位敷贴配合针刺：75%酒精局部消毒，先针刺 1 寸，平补平泻手法行针，针感强烈，不留针，将药饼贴至针后的穴位上，胶布或纱布固定。

3）穴位敷贴配合梅花针：75%酒精局部消毒，梅花针重度叩打穴位至红晕或微出血，药膏敷贴穴位，胶布或纱布固定。

4）穴位敷贴配合拔罐：局部消毒，先局部穴位闪火罐，皮肤潮红后起罐，再用药膏敷贴穴位，胶布或纱布固定。

3. 敷贴时间

敷贴时间多依据选用的药物、体质情况而定，以敷贴者能够耐受为度。对于老年、小儿、体质偏虚者敷贴时间可以适当缩短。敷贴期间出现皮肤过敏，难以耐受的瘙痒、疼痛感觉者应该立即终止敷贴。

（四）注意事项

1. 敷贴期间禁食生冷、海鲜、辛辣刺激性食物。

2. 敷贴药物后注意局部防水。

3. 对胶布过敏者，可选用低过敏胶带或用绷带固定敷贴药物。

4. 小儿皮肤娇嫩，不宜用刺激性太强的药物，敷贴时间也不宜太长。

5. 对于残留在皮肤的药膏等，不宜用汽油或肥皂等刺激性物品擦洗。

（五）禁忌证

1. 敷贴处有创伤、溃疡、感染或有较严重皮肤病者，应禁止敷贴。

2. 颜面五官部位、关节、心脏及大血管附近，慎用敷贴，不宜用刺激性太强的药物进行发疱，避免发疱遗留瘢痕影响容貌或活动功能。

3. 孕妇腹部、腰骶部以及某些可促进子宫收缩的穴位，如合谷、三阴交等，应禁止敷贴，有些药物如麝香等孕妇禁用，以免引起流产。

4. 糖尿病、血液病、发热、严重心肝肾功能障碍者慎用。

5. 艾滋病、结核病或患有其他传染病者慎用。

（六）施术后可能出现的异常情况及处理措施

敷贴后局部皮肤可出现潮红、轻微红肿、小水疱、微痒、烧灼感、色素沉着等情况，均为药物的正常刺激作用，不需特殊处理，但应注意保持局部干燥，不要搓、抓局部，也不要使用洗浴用品及涂抹其他止痒药品，防止对局部皮肤的进一步刺激。若出现以下异常情况，应及时进行处理。

1. 敷贴药物后，局部出现热、凉、麻、痒或轻度疼痛属正常现象，如敷贴处有烧灼或针刺样剧痛，难以忍受时，可提前揭去药物，及时终止敷贴。

2. 皮肤过敏者可外涂抗过敏药膏，若出现范围较大、程度较重的皮肤红斑、水疱、瘙痒现象，应立即停药，进行对症处理。出现全身性皮肤过敏症状者，应及时到医院就诊处理。

3. 皮肤出现小水疱，可表面涂以龙胆紫溶液，任其自然吸收。水疱较大者，可先用消毒针从水疱下端挑破，排尽疱液，或用一次性注射器抽出疱液，然后涂以龙胆紫溶液收敛，破溃水疱处也可涂以消炎软膏，外用消毒敷料包扎，以防感染。如果水疱体积巨大，或水疱中有脓性分泌物，或出现皮肤破溃、露出皮下组织、出血等现象，应及时到医院对症治疗。

十三、膏方技术操作规程

（一）术语和定义

1. 膏方

膏方是以养生保健为主要目的所服用的中药膏剂，又称膏滋。这类口服膏剂是由资深的中医师，根据服用者的体质状况，遵循中医整体观与辨证论治的思想，选择单味药或多味药合理配伍组方，经过严格的特定工艺加工而成，主要用于滋补强身、抗衰延年、防病治病。

2. 荤膏

膏方在制作过程中，如果加入动物胶（如阿胶、龟甲胶等）或动物药（如胎盘、鹿鞭等），称为荤膏。

3. 素膏

膏方在制作过程中，如果没有加入动物胶（如阿胶、龟甲胶等）或动物药（如胎盘、鹿鞭等），称为素膏。

4. 蜜膏

膏方在制作过程中如果加入糖类（如蜂蜜、冰糖、白糖、红糖、饴糖等），称为蜜膏。

5. 清膏

膏方在制作过程中如果没有加入糖类（如蜂蜜、冰糖、白糖、红糖、饴糖等），称为清膏。

6. 饮片

饮片指膏方处方中的常规药物，是膏方药材组成的主体部分。

7. 细料

细料是膏方处方中较为贵重药物的统称，是体现补益虚损的重要部分。

8. 药胶

药胶是常规膏方中阿胶、鹿角胶、龟甲胶、鳖甲胶等的统称，有补益虚损，助于膏滋固定成形的作用。

9. 熬糖

熬糖是糖类在用于膏方制作前的预加工方法。将冰糖或红糖等入锅中加热熔化，期间不断搅拌，以防滞底焦枯，至糖全部熔化呈老黄色即可。

10. 炼蜜

炼蜜是蜂蜜在用于膏方制作前的预加工方法。锅中加入蜂蜜加热熔化，至糖蜜表面呈老红色老蜜即可。

11. 辅料

辅料在膏方处方中常指黄酒，本身具有活血、通络、散寒的功效，主要用于浸泡阿胶等动物胶，使之软化，还能解除药胶的腥膻气味。

12. 挂旗

挂旗是在膏方制作过程中判断收膏效果的重要标准之一，是长期以来制膏行业中通用的约定俗称。指以搅拌棒蘸取药汁并水平提起，药汁沿棒边呈片状垂下或滴下。

13. 滴水成珠

滴水成珠是在膏方制作过程中判断收膏效果的重要标准之一，是长期以来制膏行业中通用的约定俗称。指以搅拌棒蘸取药汁，滴入清水，药滴不会马上散开溶解，短时间内仍保持珠状。

14. 返砂

膏方的成品放置过久可能有糖的结晶体析出，表面看似细小的砂粒状物。

15. 忌口（又称食忌）

忌口是指根据个体状况和用膏的需要，要求在服膏期间，忌食某些食物，以防止食物和膏内药物发生相互作用，而降低预期效果或产生不良反应。

16. 开路方

开路方指部分使用者在服用膏方前针对性地服用的汤药，目的是调整其生理状态，从而更好地发挥膏方养生的功效。

（二）处方、制备和使用的指导原则

1. 膏方的处方医师必须具有中医执业资质和一定的临床诊疗经验。各地开展膏方业务的中医药卫生行政管理部门，应对膏方处方医师进行准入管理，并组织相应的培训、认证、备案。

2. 膏方养生不是一味专补，切忌盲目堆砌名贵补药。处方应针对个体的状况，在注重补益脾肾的基础上，做到整体考量、循因施药、补泻兼顾。

3. 膏方中各味药材都应符合《中国药典》和《炮制规范》的要求。

4. 膏方加工制备场地要考虑周围空气质量、四季（以冬季为主）主要风向、水源水质等条件，必须符合国家规定的中药加工生产相关要求。

5. 膏方加工制备厂房等设施应总体布局合理，区域分隔清晰，不得互相妨碍。要安装防止昆虫、鸟类等动物进入的设施，设置备用照明，并合理配置消防设备。

6. 膏方的制作必须严格按照特定的加工工艺进行。

7. 膏方的加工生产必须配备与膏方生产相适应数量的，具有专业知识、生产经验及组织能力的管理人员和技术人员。

8. 膏方的加工制备过程中，应设立一系列相应的管理制度，并落实到各级人员执行，以保证膏方的正常生产，降低各种差错及事故的发生，提高生产的质量。

9. 膏方养生适用于阴阳、气血、津液失衡的人群，主要是体质虚弱者、老年人、亚健康人群以及慢性病患者等。

10. 服用者在服用膏方前应对自己的生理、心理状态，以及一些生活方式进行适当调整，以更好地发挥膏方的养生功效。

11. 膏方的成品应存放在阴凉干燥处，机构宜用冷房，家庭宜用冰箱。

（三）药材选配

膏方的药材选配一般由饮片、细料、胶类、糖类和辅料等5部分组成。

1. 饮片

一般20～35味，重3000～5000g，在一些特殊情况下可更多。处方时药味过少，易致效验不彰，并且成膏不足，但如果盲目追求大处方，则造成目的不明，浪费药材。

2. 细料

应根据补益需要，酌情配伍，切勿滥用。

3. 胶类

胶类即药胶，可按其各自功效特点针对不同体质而辨证选用，可单选一味，或多胶合用。一般每料膏方参考用量为 200～400g。在膏方制作前，应先将选用的胶类用黄酒浸泡软化，隔水炖烊备用。

4. 糖类

常用的糖类有蜂蜜、冰糖、饴糖、红糖、白糖等，可改善膏方的口感，还有一定的补益缓中作用，也有助于膏方的固定成形。一般用量为 250～500g。制膏前需进行预加工。糖尿病患者可用一些低热量的甜味剂代替，常用的有元贞糖、木糖醇、阿斯巴甜等，但选剂、用量、比例等应严格按其产品使用说明进行换算，不可滥用，作为糖类替代品的甜味剂在制膏时可直接加入，无须预加工。

5. 辅料

一般用量按每 500g 药胶辅配 250～500g 黄酒。

（四）生产条件

1. 制作场所的要求

（1）膏方加工场地附近应无废气、废水、废渣等污染源。

（2）周边不得有产生污染排放的生产单位（企业），如燃煤单位、化工厂、电厂等。

（3）地面、路面及运输交通等不可直接或间接地对膏方生产造成污染。周围如有裸露的泥地，应进行绿化或者铺装。

（4）如附近有不可避免的房屋建设施工、道路与管线施工、房屋拆除、物料堆放等，应进行适当遮盖或经常进行淋水防尘，设置不低于 2m 的硬质密闭围挡。

2. 制作设施的要求

（1）饮片储藏区：用于饮片储藏。建设要求同各地中医院饮片储藏室的建设要求；面积可根据生产所需饮片的量和周转期决定；宜阴凉干燥，通风良好，运送便利。

（2）细料配方区：用于细料、贵重药的储藏，并将饮片、细料和辅料等按处方配齐、分装（袋装）后送入加工区。建设要求同上，需要提高防盗的安全等级。

（3）浸药区：用于浸泡饮片。面积应满足放置每批可同时生产制作的膏方所需要的浸泡桶；地面要整齐，方便摆放浸泡用具，并留出通道便于袋装饮片运送；有冷、热水进水，用于饮片浸泡和地面清洗；地面排水通畅，必须保证地面水渍不得流向煎煮区；废水排入生化池经处理后排放；合理配置紫外线消毒灯。

（4）煎煮区：用于提取、浓缩、收膏、分装等工序的操作。面积以每批可同时生产制作的膏方数量对应的大、小炉灶数而合理配备。大灶和小灶应分设操作台，各大灶灶心间距应不小于600mm，小灶操作台宽度不小于800mm；室内通道宽度不小于1200mm；建筑高度应综合考虑台面、灶具、锅具、排风等因素，大灶台台面高度一般为500mm左右，不宜过高；装饰宜简洁、实用、易清理，面材选择应耐磨、防滑，并能耐受多种清洁剂和消毒剂的反复使用；顶面要考虑能尽量避免产生冷凝水；大灶台、小灶操作台等处安装冷、热水进水，排水处理要求同前；在大灶台上方安装大功率排风设备，能及时充分排出煎煮时产生的水蒸气，避免冷凝水形成及回滴，一般按每小时换气5～10次设计；根据实际需求合理配置用电量，适当留有余量，开关、插座等须选择安全配置，并配有漏电保护装置，合理配置紫外线消毒灯；根据预设生产量合理配套燃气流量；可加设一处药渣出口，须是向外的单向通道。

（5）凉膏区：用于凉膏及封装操作。应可控制室内温度、湿度，室内温度宜控制在10℃以下，湿度宜控制在45%～65%，适当增加紫外线消毒灯配置。

（6）冷藏区：用于储藏、发放封装好的膏方成品。应可控制室内温度、湿度，室内温度宜控制在10℃左右，湿度宜控制在50%～70%；适当配置紫外线消毒灯；领药窗口不宜与藏区直接相通。

3. 常用器具的要求

（1）浸泡容器：浸泡饮片用的容器宜选用陶瓷、铜质、不锈钢等材质的桶或锅，忌用铁质容器。

（2）煎煮药锅：煮药用的锅宜选铜锅，其中以紫铜锅为最佳，也可用不锈钢锅或砂锅，忌用铁锅，大药锅一般直径500mm左右，高400mm左右。

（3）搅拌用具：搅拌棒宜选用竹片，一般大锅用的竹片长600～700mm，宽30～50mm，厚5～10mm；小锅用的竹片长350～450mm，宽15～30mm，厚3～5mm。

（4）过滤用具：浓缩时过滤用80目药筛（或用4层纱布代替）；收膏时过滤用60目药筛（或用3层纱布代替）。

（5）成品容器：可用成品容器或用自动分装机灌装至真空塑料包装袋。

（6）存放货架：放置膏方成品可用木制或金属的货架，每层间隙一般为成品容器高度的1.5倍以上，也可用消毒柜存放。

（五）制作方法

膏方的制作方法属于传统加工工艺，共有配方、浸药、提取、浓缩、收膏、分装、凉膏等7个步骤。

1. 配方

按照处方将饮片、细料和其他辅料等配齐分装（袋装），送入加工区。

2. 浸药

将饮片倒入专用浸药容器（桶、锅）加水浸泡，一般水面需高于饮片15cm，浸泡时间不少于 2 小时。

3. 提取

将浸透的饮片送煎煮区，入药锅煎煮，持续煮沸不少于 2 小时，取出药汁，锅内另加水淹没饮片即可，再持续煮沸 1 小时后，取出药汁，合并 2 次药液，再将药渣充分压榨，压榨出的药汁并入上述药液，置于中转容器放置沉淀不少于 6 小时，同时可用小锅将细料和贵重药另行煎煮取汁。

4. 浓缩

把上述药汁进行滤过处理后重新置于药锅中，加入另以小灶煎煮的细料药液（也可在收膏时加入），一起加热至沸，改用文火，不断搅拌至药液呈稠糊状。

5. 收膏

在浓缩药液中加入已预处理过的药胶和（或）糖，不断以搅拌棒搅拌至胶块完全烊化，经滤过再倒入药锅继续加热，并不断搅拌。搅拌至提起搅拌棒见药汁"挂旗"或"滴水成珠"，及时加入小锅取汁或研粉的贵重药，充分搅拌，熄火停煮，即成膏滋。

6. 分装

膏滋趁热快速倒入事先经清洗并消毒过的专用成品容器中。

7. 凉膏

将分装好的膏方成品放于净化凉膏区中凉放，待完全冷却至室温后，再行封盖，送冷藏区备取。

（六）质量分级与质量检测

1. 质量分级

（1）合格膏方：合格的膏方嗅之无焦味、无异味，没有糖的结晶析出即返砂现象。

（2）优质膏方：加工道地、质量上乘的膏方，可见膏体外观细腻、黑润而有光泽，膏体稠厚适中，呈半固体状，并且嗅之有药物的清香。

2. 质量检测

膏方内在质量的检测主要是对膏方成品进行"不溶物检测"。取膏方成品 5mL 置于玻璃检验容器内，加入 90℃左右的开水 200mL，持续搅拌，膏体应在 5 分钟内完全溶解，溶解后放置 3 分钟再观察，容器内不得有焦块、药渣等异物。

（七）服用膏方应注意的问题

1. 禁忌证

（1）慢性病患者在急性发作阶段不宜服用膏方。

（2）外感急性疾病时不宜服用膏方。

（3）传染病患者在急性期和活动期均不宜服用膏方。

（4）处于经期的女性，以及妊娠者（尤其是妊娠的前 3 个月）不宜服用膏方。

2. 服用前的个体状态调整

（1）心理调节：安定情志，遇事不怒，避免因怒与思虑而损伤肝脾。如遇肝胆失衡，须调治脾肾，配合调治肝胆，通利水湿。

（2）生理调节

1）预防感冒，凡遇外感风寒之邪侵袭人体，应先予疏风散寒，调和脾胃。

2）饮食得当，避免暴饮暴食而大伤脾胃。凡遇有伤食中寒，出现腹胀、腹痛、泄泻等症状，应以散寒消滞、和中化湿之法调整。

3. 服用期间的注意事项

（1）服用方法

1）冲服：取一汤匙膏方置于杯（碗）中，冲入 90℃ 左右的开水，调匀溶解后服用。少数有特殊需要者，也可按医嘱用温热的黄酒冲服。

2）调服：用适当的汤药或适量黄酒等，隔水炖热，调和均匀服下。主要用于含有阿胶、鹿角胶等的膏剂。

3）含服：将膏滋含在口中慢慢溶化后，咽下膏汁。

（2）服用时段：常规情况下膏方需连续服用 50 天左右，以冬令膏方为例，是从每年的冬至起，即冬至以后的"一九"开始，到"六九"结束，或服至次年的立春前结束。

（3）服用剂量：膏方每次服用 1 汤匙，10～20g。

（4）服用时间

1）常规情况下膏方宜在餐前服用，每日 1～2 次。

2）如餐前服用因空腹而自觉胃肠不适者，可改在餐后 30～90 分钟内服用。

3）主要用于补心脾、安心神的膏方，宜在睡前 15～30 分钟服用。

（5）其他要求

1）在进服膏方期间，可适度运动，但要防止劳倦过度。

2）在进服膏方期间，应避免烟酒过度。

4. "忌口"要求

（1）服用膏方的常规"忌口"要求是避免进食辛辣、肥腻、生冷等不易消化及有特殊刺激性的食物。

（2）服用滋补性膏方不宜饮茶、咖啡、可乐等；服人参膏忌吃萝卜；服首乌膏忌吃猪、羊血及铁剂。

（3）阴虚体质者，需忌食辛热食品，如狗肉、牛肉、姜、蒜、葱、甜食等，同时也需忌食海鲜之类发物，如黄鱼、带鱼等。

（4）阳虚体质者，需忌食寒性食品，如蟹、柿子、黄瓜等，并忌用或避免过用厚味腻滞之品。

（5）温补肾阳之品切忌滥用，服鹿鞭、牛鞭、羊肉等要注意观察有无虚火表象，以防助火动血、产生变证。

5. 不适反应及处理

（1）消化滞缓：服用膏方几天后如出现不思饮食、腹胀等胃纳不利状况，应暂停服用膏方，改服1~2周理气和胃消导药后，再恢复少量服用，逐步加量。第2年服用膏方前的开路方应尽可能祛除湿浊，调整好胃肠功能。

（2）内热过重：服用膏方几天后如出现齿浮口苦、鼻衄、面部升火、低热、大便秘结等状况，可用清热泻火、解毒通腑药煎煮取汁，放入膏方中一起服用，以纠偏差，或随时就诊，以汤药调理。

（3）肠道刺激：服用膏方几天后如出现大便溏薄甚至泄泻，应先暂时停服膏方，可用一些理气健脾的药物，配合清淡易于消化的饮食，待脾胃功能恢复后，从少量开始恢复服用，根据自身消化能力，逐步加量。

十四、药酒技术操作规程

药酒是在中医药理论指导下，结合中药的现代药理学知识，把中药和酒按一定比例融合而制成，通过饮服或外涂达到调治亚健康、预防疾病、保健延年的一种养生方法。

（一）制备和使用的指导原则

1. 遵循中医学理论，结合现代中药药理，选择安全可靠的药酒配方。

2. 如果应用民间流传的一些单方、验方配制药酒，应事先清楚药材的名称和适用范围，并在医生的指导下服用。如果对药性、剂量不清楚，或缺乏药酒制备常识，则需要咨询中医师、中药师等相关人员，切忌盲目制备及使用药酒。

3. 制备药酒时，应选用优质药材和优质基酒，按要求制备。

4. 选用药酒时，应根据使用者体质选择适宜饮用或外用的药酒。对不宜使用药酒者，可采用其他养生保健方法。

5. 外用药酒禁止饮服。

6. 药酒的制备人员，一般应具有中医药类专业中专及以上学历，或具有一定的本专业知识和技能。家庭自制药酒，应该请相关专业人员进行指导。

7. 销售药酒的药店或药房应有中药师指导。销售人员应该具备本专业的相关知识。

（二）制备原料及器具

1. 中药材

（1）选用原则

1）制备药酒的中药材要选取道地纯品，优质、干净、无霉变。自行采集的鲜草药、生药往往也需按要求进行加工炮制。有毒性的中药必须经过炮制，并在中医师指导下使用。

2）对于来自民间验方中的中药，首先要弄清其品名、规格等，防止用药失误。

3）制备药酒前，应将中药材清洗干净，晾干后切成薄片、碎段或捣成粗颗粒状，种子类药材也应粉碎。

（2）粉碎原则

1）药材在粉碎前应当尽量干燥。

2）药材不宜粉碎得太小，以免药酒中的药材不易滤除。花、叶类药材不用粉碎，叶子过大可切成碎片，花类药材可直接使用。

3）药用部分应尽量全部粉碎使用。

（3）粉碎方法

1）普通药材用家用粉碎机粉碎即可。

2）对于含糖量高、黏性大的药材（如地黄、桂圆肉、天冬、麦冬等），可放入冰箱内冷冻后粉碎。

3）对易成粉末的药材（如山药、泽泻等），因重砸容易产生粉末而不易被过滤，因此宜轻轻击打。

4）含油量大的药材如柏子仁、核桃仁、杏仁、黑芝麻等，碾压或擀碎即可。

5）动物性药材如牛鞭、黄狗肾、蛇肉等可用蒸锅蒸软后用刀切碎。

6）硬度较大的药材如钟乳石、紫石英、磁石等，粉碎至绿豆大小即可。

（4）常用中药材

1）补气药：常用的有人参、党参、黄芪、山药、白术、大枣和甘草等。这类中药具有补气功能，主要包括补元气、肺气、脾气、心气，滋补和调理因气虚引起的诸证。

2）补阳药：常用的有鹿茸、鹿角胶、淫羊藿、巴戟天、仙茅、肉苁蓉、杜仲、续断、补骨脂、菟丝子、阳起石、沙苑子、蛤蚧等。这类中药有补肾壮阳作用，用于滋补和调理各种阳虚证（如肾阳虚、脾肾阳虚等）。

3）补血药：常用的有阿胶、当归、熟地黄、桂圆肉、何首乌、楮实子等。这类中药具有补血填精功效，用于滋补和调理各种血虚证。

4）补阴药：常用的有沙参、天冬、麦冬、枸杞子、玉竹、石斛、黄精、女贞子、墨旱莲、桑椹等。这类中药具有滋阴、润燥、清热等功效，可滋补和调理肝、肾、肺、脾、胃等的阴虚证。

5）收涩药：常用的有五味子、肉豆蔻、覆盆子、山茱萸、金樱子、芡实、莲子等。主要作用是收敛固涩，能固表止汗、敛肺止咳、涩肠止泻、固精缩尿、止遗止带等。

6）解表祛风寒药：常用的有桂枝、防风、生姜、白芷、细辛、羌活等。这类中药辛温，能发散肌表风寒，用于风寒证。

7）发散风热药：常用的有薄荷、葛根、蒡子、蔓荆子、菊花等。具有疏散风热作用，用于风热证。

8）清热药：这类中药具有泻火、凉血、解毒和清虚热作用。清热药分为以下5类：

清热泻火药：常用的有知母、栀子、决明子、竹叶等，主要用于祛实热。

清热燥湿药：常用的有苦参、黄芩、黄柏、白鲜皮等，主要用于祛湿热。

清热解毒药：常用的有板蓝根、金银花、鱼腥草、野菊花、马齿苋、绿豆等，主要用于治疗肿毒、丹毒。

清热凉血药：常用的有生地黄、赤芍、牡丹皮、紫草等，主要用于调理营分、血分等实热证。

清虚热药：常用的有青蒿、地骨皮、白薇、银柴胡、胡黄连等，主要用于调理肝肾阴虚、虚火内扰所致的诸证。

9）祛风湿药：是预防和调理风湿痹证的主要药，有以下三类：

用于祛风湿寒：常用的有威灵仙、川乌、草乌、独活、木瓜、松节、松叶、蕲蛇、乌梢蛇等。

用于祛风湿热：常用的有防己、秦艽、雷公藤、豨莶草、穿山龙等。

用于祛风湿、强筋骨：常用的有狗脊、桑寄生、五加皮等。

10）活血化瘀药：常用的有丹参、红花、川芎、桃仁、牛膝、益母草、骨碎补、鸡血藤、月季花等。主要用于调理血瘀诸证。

11）止血药：常用的有地榆、三七、白茅根、白及、侧柏叶、艾叶、炮姜等。用于调理多种出血证。

12）温里药：常用的有肉桂、制附子、干姜、丁香、吴茱萸、花椒、高良姜等。此类中药有温里祛寒、温经止痛作用。

13）理气药：常用的有陈皮、木香、枳实、沉香、青皮、檀香、玫瑰花、薤白等。此类中药有行气、降气、解郁、散结作用。

14）化湿药：常用的有苍术、砂仁、豆蔻等，此类中药有促进脾胃运化、消除湿浊、醒脾化湿作用。

15）利水渗湿药：常用的有茯苓、泽泻、薏苡仁、车前子、地肤子和萆薢等，此类中药有利尿通淋、利水消肿、利湿退黄作用。

16）其他：常用的有朱砂、酸枣仁、柏子仁、远志肉、灵芝等，用于安神；天麻、全蝎、蜈蚣等，用于息风止痛；山楂用于健胃消食；石菖蒲用于开窍。

2. 基酒

（1）要求

1）一般应选用较高浓度（50~60度）的白酒。对于不能饮用较高浓度白酒者，在饮用药酒时可加水稀释。有时也可选用低度米酒、黄酒或果酒作为基酒。

2）内服药酒的基酒要求无特殊气味，也不能有各种果香、异香。同时基酒必须是符合国家卫生标准的食用酒或食用酒精。

3）根据用途选用基酒。如白酒最适于制备调理风寒湿痹类药酒，而对清热凉血、养阴生津类药酒就不宜使用。

4）兼顾饮用者的体质、酒量和口味、爱好等。不适宜或不喜欢用白酒的人可选用低度米酒、黄酒或果酒。

（2）种类：药酒制备使用的基酒有：白酒、75% 医用酒精、米酒、黄酒和果酒（常用葡萄酒）等。

1）白酒：白酒除作为养生保健类药酒的基酒外，也适用于制备治疗腰膝酸痛、关节痹痛、中风及肢体麻木的药酒。

2）医用酒精：不能用于制备口服用药酒，只能用于外用药酒，作溶剂使用，称为药酊。

3）黄酒：用于风湿寒痹痛、心腹冷痛、筋脉拘挛、跌打损伤肿痛等，宜作为治疗祛风散寒、风湿痹痛、妇科保健、外科跌打损伤等药酒的基酒。

4）米酒：米酒能保健养生，用于气血不足、体倦乏力、老人尿频、产妇缺乳等证候，是养生抗衰药酒、补气养血药酒、滋阴填精药酒、补肾壮阳药酒等滋补类药酒的基酒。不善饮酒者也可选用低度米酒作基酒，高浓度米酒也可作为抗风湿痹痛类药酒的基酒。

5）果酒：果酒又称甜酒，葡萄酒居多。葡萄酒具有温肾壮腰、舒筋活络、增进食欲、补血、镇静安神等作用。用于体弱、疲劳、痛经及慢性胃炎等，也有抗衰老和美容效果，并对心血管有保护作用。因此，葡萄酒适合作为滋补保健药酒和美容药酒的基酒。

6）啤酒：啤酒可作为基酒配制多种有特色的保健啤酒。如刺五加啤酒、螺旋藻啤酒、柑橘啤酒、菠萝啤酒、葡萄啤酒、苦瓜啤酒等。

一般来说，现代药酒的制作多选用 50～60 度的白酒作为基酒。对于不善于饮酒的人或者因体质差异，也可以采用低度白酒、黄酒、米酒或果酒等作为基酒，但浸出时间要适当延长，或浸出次数适当增加，以保证药物中有效成分的析出。

3. 添加剂

（1）甜味剂：加入适量甜味剂的作用是：降低药酒的苦涩味；改善药酒的燥热性；提高药酒的药效。常用的甜味剂有：

1）冰糖：冰糖不仅能改善药酒的口味，还可以提高药酒的预防保健作用。在清热、补中益气类药酒中使用。

2）红糖：用于痛经、产后恶露不止、阴寒腹痛等，也可提高关节痹痛等病证的防治效果。

3）蜂蜜：蜂蜜用于身体虚弱、肺热咳嗽、肠燥便秘、胃脘疼痛、皮肤干枯等，在药酒制备中具有比较广泛的应用价值。

（2）澄清剂：在药酒制备中常使用阿胶和蛋清除去苦涩味。原理是阿胶和蛋清均可与单宁反应而产生沉淀，从而得以滤除。同时，蛋清还可将中药微小的粉粒除去。

1）阿胶：利用阿胶与单宁发生反应后生成不溶于酒的沉淀，从而将其从药酒中分离，以除去苦涩味。

2）蛋清：将蛋清加入药酒中也可与单宁反应形成沉淀，从而将单宁从药酒中分离出去，还能除去药酒中的中药微粉。

3）抗氧化剂：药酒制备时，在基酒中加入适量的抗氧化剂 D-异抗坏血酸，可以保护药材中某些有效成分不被空气氧化，以稳定药酒中的有效成分。

4. 容器

（1）配制药酒的器具要洁净、完好。容器的大小要按制备药酒的量确定，并应在制备药酒前清洗消毒。

（2）制备药酒要用一些非金属的容器，如砂锅、瓦坛、瓷坛、玻璃等器皿，不宜用塑料或铅、铝器皿作为容器。

（三）制备方法

药酒的制备包括中药材浸泡、酒精度的调整、药酒的精制、药酒的调味四个环节。

1. 浸泡方法

目前在制作药酒时，通常是将中药材浸泡在酒中，经过一段时间后，中药材中的有效成分溶解在酒中，此时即可过滤去渣后饮用。动物、植物药材应分别用酒浸泡。动物药材中含有丰富的脂肪和蛋白质，其药性需要较长时间才能浸泡提取出来，而植物药材中的有效成分能迅速溶解于水或酒精中，分开浸泡，便于掌握浸泡时间。服用时再将泡好的药酒混合均匀。

制备药酒通常采用以下几种方法浸泡提取：

（1）冷浸泡法：这种方法是在常温下，于阴凉处浸泡提取，并经常搅拌或晃动酒器，以促进有效成分溶出。该法最为简单，尤其适合家庭药酒配制。操作方法是先将炮制后的中药材薄片或粗碎颗粒洗净置于密封的容器中（或先以绢袋盛药再置入容器中），按配方比例加入适量的白酒，浸泡一定时间（夏季一般5~7天，冬季一般7~10天甚至14天，坚硬、贵重药材需要时间更长，有的甚至需要1~2个月），并在浸泡期间经常晃动酒器。待有效成分溶解到酒中以后，即可滤出药液。药渣可压榨，再将浸出液与榨出液合并，静置数日后再过滤即成，也可以将白酒分成2份，将药材浸渍2次，操作方法同前，合并2次浸出液和榨出液，静置数日后过滤，即得澄清的药酒。若所制的药酒需要加糖或蜂蜜调味时，可将白糖用等量的白酒温热溶解、过滤，然后将药液和糖液混匀，再次过滤后即可。

（2）热浸泡法：这种方法是在水浴加热的条件下浸泡提取。该法是一种古老而有效的制作药酒的方法。通常是将中药材与酒同煮一定时间，然后放冷贮存。方法是将药材放入酒坛中加基酒搅拌均匀后加盖，将酒坛置于水浴锅内，在 40 ~ 60℃的水中加热浸泡数小时取出，在常温下继续浸泡 2 ~ 3 天即可，也可将中药材与酒先放在容器内（如小砂锅或搪瓷罐等），然后放在另一个更大的盛水锅中炖煮，火候要恰当，时间不宜过长，以免酒精挥发。一般可在药面出现泡沫时离火，趁热密封，静置半月后过滤去渣即成。

工业化生产药酒时，可将粉碎后的中药材粗粒用纱布包好，悬于白酒中，再放入密封的容器内，置水浴上用 40 ~ 50℃浸渍 3 ~ 7 日，也可浸渍 2 次，合并浸液，放置数日后过滤即得。此外，还可采用回流法提取，即在容器的上方安装回流冷却器，使浸泡的药材和酒的混合物保持微沸，根据不同的中药材和不同的酒的度数，确定回流时间。待回流结束后即进行冷却，然后过滤即可。

（3）煎煮法：该法是将中药材粉碎成粗末，全部放入砂锅中，加水至出药面约 10cm，浸泡约 6 小时，然后加热煮沸 1 ~ 2 小时，过滤后，将药渣再加水适量复煎 1 次，合并 2 次药液，静置 8 小时后，再取上清液加热浓缩成稠膏状。待其冷却后再加入等量的酒，混匀，置于容器中，密封，约 7 日后取上清液。此法用酒量较少，服用时酒味不重，便于饮用，尤其对不善于饮酒的人尤为适宜。但含挥发油的芳香性中药材则不宜采用此法。

（4）酿制法：该法是先将中药材加水煎煮，过滤去渣后浓缩成药汁（有些药物也可直接压榨取汁），再将糯米煮成饭，然后将药汁、糯米饭和酒曲拌匀，置于干净的容器中，加盖密封，恒温静置 10 日左右，期间尽量减少与空气的接触，发酵后过滤除渣即成。

（5）渗漉法：制作时先将中药材粉碎成粗末，加入适量的白酒浸润 2 ~ 4 小时，使药材粗粉充分膨胀，分次均匀地装入底部垫有脱脂棉的渗漉器中，每次装好后用木棒压紧。装完中药材后，上面盖上纱布，再压上一层洗净的小石子，以免加入白酒后使药物浮起。然后打开渗漉器下口的开关，再慢慢地从渗漉器上部加入白酒。当液体自下口流出时关闭开关。继续加入白酒至高出药面数厘米为止，然后加盖。放置 24 ~ 48 小时后打开下口开关，使渗漉液缓缓流出。按规定量收集滤液，加入矫味剂搅匀，待其溶解后密封，静置数日后滤出药液，再添加白酒至规定量即可。此法是一种现代工艺，适用于工厂生产而不适合家庭制备。

（6）煮酒法：将中药材按所需用量配制后置于煮锅中，加入酒或酒与水各适量，然后煎煮，并趁温热服。这种方法一般即煮即饮，药性温热，可加快药力的宣散，达到温中散寒、活血止痛等作用，也可以将酒与食物一同煮熟后酒食同服。

（7）淋酒法：将药材炒制或蒸熟后用酒淋洗（可淋洗一遍，亦可淋洗数遍），然后去渣取酒饮用。

（8）酒送服法：将药物按中药制剂方法制成丸剂或散剂后，取所需用量，用酒送服，亦可将新鲜药材捣汁或将干燥药材煎后再与酒兑服。

2. 酒精度的调整

以 1∶（1～10）的比例在酒精度高的药酒中加入凉开水或纯净水，使酒精度降低，以满足不宜或不习惯饮用高浓度药酒者的需求。

3. 精制

药酒的精制主要是除去药粉微粒和单宁，从而提高药酒的清亮度，改善药酒的口味。

（1）去除单宁：用阿胶或食用明胶可除去单宁苦涩味，用量约为药材的 1‰。方法是用少量温水将阿胶溶解，加到药酒中使单宁沉淀，经过滤除去即可。

（2）去除药粉微粒：在药酒中加入 1‰ 的蛋清，搅拌均匀，在水浴锅中加热，利用受热凝固的蛋清将药酒中的药粉微粒包裹起来，浮于药酒表面，最后过滤除去（可用细白纱布袋或药液过滤器过滤）。

4. 调味

（1）去除苦味：可加入甜味剂。一般是在精制以后加入蔗糖或冰糖，添加量为药酒的 2%～3%，甚至更多一些。加蜂蜜比加蔗糖效果更好。

（2）去除辛味：可加入酒用香精。但应注意选用的香精应与基酒的香型一致，如果选用浓香型白酒作基酒，可加入适量浓香型白酒香精或乙基麦芽醇以提高药酒的香度。用量为每 1000mL 药酒加 0.5mL 麦芽醇。

（3）去除杂味：加入甜味剂可降低药酒的酸味，再加入少量的食用甘油，不仅可以提高药酒的甜度，还可以使药酒具有柔和、浓厚之感。

（四）使用方法

1. 口服药酒的使用

（1）按规定的剂量和时间服用

1）适度饮用。药酒的一般饮用量为每次 10～30mL，每天 2～3 次。用 35 度的白酒作基酒，每次可饮用 20～30mL；用黄酒和果酒作基酒，每次饮用量可为 40～80mL；用高浓度白酒作基酒，饮用量应适当降低，以每天不超过 40～60mL 为宜；也可在医生指导下服用，或者依自己的身体状况及药酒的性质而调整。不会饮酒者或酒量小的人，开始时可适当减少剂量，也可将药酒按 1∶（1～10）的比例兑上适量的凉开水、糖或蜂蜜混匀后服用。待适应后按一般规定剂量饮用。

2）在服药时间上应注意，"饭前服"是指饭前 1 小时内服用。"饭后服"是指在饭后 30 分钟内服用。"睡前服"是指睡前 30 分钟内服用。饭前服是为了使药物在空腹时能迅速、充分地被胃吸收；饭后服则可减轻药酒对肠胃的刺激作用；睡前服用不仅安神催眠，还可充分发挥药效。滋补性药酒也可在就餐时服用。

（2）以温饮为佳。

（3）不同作用的药酒不可交叉服用。

（4）饮用补益类药酒时，忌与萝卜及葱、蒜等同服。

2. 外用药酒的使用

外搽药酒的同时，可用手指或手掌根部在患处做一些推拿手法，其效果更好。方法是先将药酒涂搽于施术部位，然后在施术部位及其周围徐徐反复进行按揉、抚摩。在按揉、抚摩过程中或结束时，可配合捏压、弹拨、旋转等辅助手法，以提高疗效。受术者可采用坐位或者卧位（以受术者的舒适度和便于按摩者操作为度）。按摩治疗时间每次 15～20 分钟。每日 1 次或隔日 1 次。每 5 次为 1 个疗程。

（五）存放与保管

1. 场所要求

（1）应选择在温度变化不大的阴凉处，温度以 10～20℃为宜，并避免阳光照射，置阴凉干燥处保管。

（2）药酒的存放处不能同时存放汽油、煤油，以及腥、臭、怪味较大和刺激性强或有毒物品，以保证饮酒安全，防止药酒串味。

2. 应注意的问题

（1）药酒最好密封存放。

（2）药酒存放时，应贴上标签，并写上处方名称、主要功效、配制时间、用量等，以利于正确使用。

（3）远离火源，注意防火。

（4）用黄酒或米酒配制的药酒，保管时要避免冬天受冻变质。

（六）使用药酒的禁忌证及注意事项

1. 禁忌证

（1）服用中西药物治疗某种疾病期间，一般应停止服药酒。如果药酒作为其他药物的补充或辅助治疗方法，也应在医生的指导下饮用。

（2）心血管疾病患者服药时宜戒酒。服用硝酸甘油的患者，不宜大量饮酒。

（3）高血压患者服用胍乙啶、肼苯哒嗪等降压药或速尿、利尿酸、优降宁时，不宜饮用药酒。

（4）患有肝炎、肝硬化、脂肪肝、消化系统溃疡、浸润型或空洞型肺结核、癫痫、心功能不全、肾功能不全、慢性肾炎、慢性结肠炎等疾病者不宜服用药酒。

（5）在患急慢性感染性疾病期间（如上呼吸道感染、肺炎、泌尿系统感染等）应禁止服用药酒。

（6）对酒精过敏的人和患有某些皮肤病的人应禁服药酒。

（7）糖尿病患者在应用胰岛素、降糖药等药物期间，应禁服药酒。

（8）精神疾病患者在服用镇静剂如氯丙嗪、异丙嗪、地西泮、利眠宁等，过敏患者在服用抗过敏药物如苯海拉明、赛庚啶、氯苯那敏、安其敏、非那根等期间，不宜服用药酒。

（9）有神经衰弱、失眠难寐的人，在服用苯巴比妥等镇静安眠药期间，禁止饮用药酒。

（10）服用抗凝血药、利福平、阿司匹林、磺胺类药物或甲氨蝶呤、灰黄霉素、地高辛等药物期间，不能饮用药酒。

（11）凡属中医辨证阴虚或血热者，有口干舌燥、五心烦热、骨蒸劳嗽、盗汗失眠等症，或各种血热妄行、易流鼻血等血分有热者，应慎饮药酒。

（12）凡属中医辨证阴虚阳亢者，有梦遗滑精、阳事易举、小便黄浊、大便燥结等症者，或有里热实证者，应慎服药酒，特别是温补壮阳之类的药酒更应禁服。

（13）患有湿疹等过敏性疾病者，应慎用内服及外用药酒。

（14）儿童及青少年正处在生长发育期，脏器功能尚未健全，不宜服用药酒。

（15）妇女在妊娠期、哺乳期不宜服用药酒。在行经期，即使月经正常也不宜服用有活血温阳功效的药酒。

（16）外用药酒不能内服。

2. 注意事项

（1）内服药酒的注意事项

1）在服用药酒时，应注意药酒是否变质、污染，有无异味。出现污染、变质者不能饮用。

2）饮用药酒宜使用固定的容器，以便掌握饮用剂量。

3）饮用药酒以秋冬季节为宜。夏日高温，不宜饮用药酒等温热火燥之品，需饮用时，则要减量。春季春阳初生，万物萌发，春气所攻则精神昏倦、宿病发动，可停饮或适当减少饮用量。

4）不宜长年服用。若饮用时间过长，会影响人体新陈代谢，造成蛋白质丢失。因此，在饮用药酒时应注意补充蛋白质。

5）老年人服用药酒，应特别注意饮用后有无不良反应，如易醉、胃肠不适、呕吐、眩晕、心率加快、血压波动等现象。如有上述不良反应，则应停服，或在医生指导下饮用，或调整药酒配方。

6）服用药酒后，应禁服其他药物，尤其应禁服西药，以防止因酒精的作用而增强药物的毒副作用，或出现其他不良反应。

（2）外用药酒的注意事项

1）外用药酒按摩时，手法宜先轻后重，临近结束时再逐渐减轻。

2）软组织损伤在2天内不宜用药酒按摩，因为局部出血、肿胀严重，此时在患处用力揉按会加重红肿灼痛症状。

3）用药酒按摩推拿时不要直接按摩骨凸部，以免损伤骨面的软骨组织和骨膜组织而加重病情。

4）药酒按摩疗法不宜用于新鲜的骨折、关节脱位、骨裂及表皮损伤。对心、肝、肺、肾有严重疾患者不应该使用该疗法。

5）对骨肿瘤、骨结核、软组织化脓性感染等患者，只可在疼痛较重处进行表面涂抹，不要推拿重压，以免使病变扩散。

第二章 中医体质辨识及其解读

中医体质是指人体生命过程中在先天禀赋和后天获得的基础上所形成的形态结构、生理功能和心理状态方面综合的、相对稳定的固有特质，是人类在生长、发育过程中所形成的与自然、社会环境相适应的人体个性特征。

中医体质量化辨识与调养指导旨在为体质辨识及与中医体质相关疾病的防治、养生保健、健康管理提供依据，体现了中医学治未病的思想，是治未病的有效方法和重要途径，有利于实施个体化诊疗，有利于提高国民健康素质，对于防治慢性非传染性疾病具有现代医学所不可替代的重要作用。中医体质量化辨识与调养指导具体是指通过对个体的体质辨识确定其体质属性，然后以"完全平和质"为目标，对其通过辨体调理达到健康养生的目的，实现健康维护与促进。

中华中医药学会 2009 年发布了《中医体质分类与判定》，制定了《中医体质分类与判定表》，提供了中医体质量化辨识的方法、工具与评估体系。将中医体质分为 9 种基本类型，即平和质、气虚质、阳虚质、阴虚质、痰湿质、湿热质、血瘀质、气郁质、特禀质，每种体质都有其特征。判定标准将平和体质确定为正常体质，将其他 8 种体质确定为偏颇体质，并对判定结果进行了量化分级，平和体质分为"是""基本是""否"三级，偏颇体质分为"是""倾向是""否"三级。

一、中医体质分类与判定自测表（中华中医药学会标准）

1. 判定方法

回答《中医体质分类与判定表》中的全部问题，每一问题按 5 级评分，计算原始分及转化分，依标准判定体质类型。

原始分 = 各个条目的分数相加

转化分数 = $[(原始分 - 条目数) / (条目数 \times 4)] \times 100$

2. 判定标准

平和质为正常体质，其他 8 种体质为偏颇体质。判定标准见下表：

平和质与偏颇体质判定标准表

体质类型	条件	判定结果
平和质	转化分≥60 分	是
	其他 8 种体质转化分均 <30 分	
	转化分≥60 分	基本是
	其他 8 种体质转化分均 <40 分	
	不满足上述条件者	否
偏颇体质	转化分≥40 分	是
	转化分 30~39 分	倾向是
	转化分 <30 分	否

3. 表格

(1) 平和质

请根据近 1 年的体验和感觉，回答以下问题	没有（根本不）	很少（有一点）	有时（有些）	经常（相当）	总是（非常）
(1) 您精力充沛吗	1	2	3	4	5
(2) 您容易疲乏吗*	5	4	3	2	1
(3) 您说话声音无力吗*	5	4	3	2	1
(4) 您感到闷闷不乐、情绪低沉吗*	5	4	3	2	1
(5) 您比一般人耐受不了寒冷（冬天的寒冷，夏天的冷空调、电扇）吗*	5	4	3	2	1
(6) 您能适应外界自然和社会环境的变化吗	1	2	3	4	5
(7) 您容易失眠吗*	5	4	3	2	1
(8) 您容易忘事（健忘）吗*	5	4	3	2	1
判断结果：□是　　□倾向是　　□否					

(2) 气虚质

请根据近 1 年的体验和感觉，回答以下问题	没有（根本不）	很少（有一点）	有时（有些）	经常（相当）	总是（非常）
(1) 你容易疲乏吗	1	2	3	4	5
(2) 您容易气短（呼吸急促，接不上气）吗	1	2	3	4	5
(3) 您容易心慌吗	1	2	3	4	5
(4) 您容易头晕或站起时晕眩吗	1	2	3	4	5

请根据近 1 年的体验和感觉，回答以下问题	没有（根本不）	很少（有一点）	有时（有些）	经常（相当）	总是（非常）
（5）您比别人容易患感冒吗	1	2	3	4	5
（6）您喜欢安静、懒得说话吗	1	2	3	4	5
（7）您说话声音无力吗	1	2	3	4	5
（8）您活动量稍大就容易出虚汗吗	1	2	3	4	5
判断结果：□是　　　□倾向是　　　□否					

（3）阳虚质

请根据近 1 年的体验和感觉，回答以下问题	没有（根本不）	很少（有一点）	有时（有些）	经常（相当）	总是（非常）
（1）您手脚发凉吗	1	2	3	4	5
（2）您胃脘部、背部或腰膝部怕冷吗	1	2	3	4	5
（3）您感到怕冷、衣服比别人穿得多吗	1	2	3	4	5
（4）您比一般人耐受不了寒冷（冬天的寒冷，夏天的冷空调、电扇等）吗	1	2	3	4	5
（5）您比别人容易患感冒吗	1	2	3	4	5
（6）您吃（喝）凉的东西会感到不舒服或者怕吃（喝）凉东西吗	1	2	3	4	5
（7）你受凉或吃（喝）凉的东西后，容易腹泻（拉肚子）吗	1	2	3	4	5
判断结果：□是　　　□倾向是　　　□否					

（4）阴虚质

请根据近 1 年的体验和感觉，回答以下问题	没有（根本不）	很少（有一点）	有时（有些）	经常（相当）	总是（非常）
（1）您感到手脚心发热吗	1	2	3	4	5
（2）您感觉身体、脸上发热吗	1	2	3	4	5
（3）您皮肤或口唇干吗	1	2	3	4	5
（4）您口唇的颜色比一般人红吗	1	2	3	4	5
（5）您容易便秘或大便干燥吗	1	2	3	4	5
（6）您面部潮红或偏红吗	1	2	3	4	5
（7）您感到眼睛干涩吗	1	2	3	4	5

续表

请根据近1年的体验和感觉，回答以下问题	没有（根本不）	很少（有一点）	有时（有些）	经常（相当）	总是（非常）
（8）您感到口干咽燥，总想喝水吗	1	2	3	4	5
判断结果：□是　　□倾向是　　□否					

（5）痰湿质

请根据近1年的体验和感觉，回答以下问题	没有（根本不）	很少（有一点）	有时（有些）	经常（相当）	总是（非常）
（1）您感到胸闷或腹部胀满吗	1	2	3	4	5
（2）您感到身体沉重不轻松或不爽快吗	1	2	3	4	5
（3）您腹部肥满松软吗	1	2	3	4	5
（4）您有额部油脂分泌多的现象吗	1	2	3	4	5
（5）您上眼睑比别人肿（有轻微隆起的现象）吗	1	2	3	4	5
（6）您嘴里有黏黏的感觉吗	1	2	3	4	5
（7）您平时痰多，特别是咽喉部总感到有痰堵着吗	1	2	3	4	5
（8）您舌苔厚腻或有舌苔厚厚的感觉吗	1	2	3	4	5
判断结果：□是　　□倾向是　　□否					

（6）湿热质

请根据近1年的体验和感觉，回答以下问题	没有（根本不）	很少（有一点）	有时（有些）	经常（相当）	总是（非常）
（1）您面部或鼻部有油腻感或者油亮发光吗	1	2	3	4	5
（2）你容易生痤疮或疮疖吗	1	2	3	4	5
（3）您感到口苦或嘴里有异味吗	1	2	3	4	5
（4）您大便黏滞不爽、有解不尽的感觉吗	1	2	3	4	5
（5）您小便时尿道有发热感、尿色浓（深）吗	1	2	3	4	5
（6）您带下色黄（白带颜色发黄）吗（限女性回答）	1	2	3	4	5
（7）您的阴囊部位潮湿吗（限男性回答）	1	2	3	4	5
判断结果：□是　　□倾向是　　□否					

(7) 血瘀质

请根据近 1 年的体验和感觉，回答以下问题	没有 （根本不）	很少 （有一点）	有时 （有些）	经常 （相当）	总是 （非常）
（1）您的皮肤在不知不觉中会出现青紫瘀斑（皮下出血）吗	1	2	3	4	5
（2）您两颧部有细微红丝吗	1	2	3	4	5
（3）您身体上有哪里疼痛吗	1	2	3	4	5
（4）您面色晦暗或容易出现褐斑吗	1	2	3	4	5
（5）您容易有黑眼圈吗	1	2	3	4	5
（6）您容易忘事（健忘）吗	1	2	3	4	5
（7）您口唇颜色偏暗吗	1	2	3	4	5
判断结果：□是　　　□倾向是　　　□否					

(8) 气郁质

请根据近 1 年的体验和感觉，回答以下问题	没有 （根本不）	很少 （有一点）	有时 （有些）	经常 （相当）	总是 （非常）
（1）您感到闷闷不乐吗	1	2	3	4	5
（2）您容易精神紧张、焦虑不安吗	1	2	3	4	5
（3）您多愁善感、感情脆弱吗	1	2	3	4	5
（4）您容易感到害怕或受到惊吓吗	1	2	3	4	5
（5）您胁肋部或乳房、腹痛吗	1	2	3	4	5
（6）您无缘无故叹气吗	1	2	3	4	5
（7）您咽喉部有异物感，且吐之不出、咽之不下吗	1	2	3	4	5
判断结果：□是　　　□倾向是　　　□否					

(9) 特禀质

请根据近 1 年的体验和感觉，回答以下问题	没有 （根本不）	很少 （有一点）	有时 （有些）	经常 （相当）	总是 （非常）
（1）您没有感冒时也会打喷嚏吗	1	2	3	4	5
（2）您没有感冒时也会鼻塞、流鼻涕吗	1	2	3	4	5
（3）您有因季节变化、温度变化或异味等原因而咳喘的现象吗	1	2	3	4	5

请根据近1年的体验和感觉，回答以下问题	没有（根本不）	很少（有一点）	有时（有些）	经常（相当）	总是（非常）
（4）您容易过敏（对药物、食物、气味、花粉或在季节交替、气候变化时）吗	1	2	3	4	5
（5）您的皮肤容易起荨麻疹（风团、风疹块、风疙瘩）吗	1	2	3	4	5
（6）您的皮肤因过敏出现过紫癜（紫红色瘀点、瘀斑）吗	1	2	3	4	5
（7）您的皮肤一抓就红，并出现抓痕吗	1	2	3	4	5
判断结果：□是　　□倾向是　　□否					

（注：标有＊的条目需先逆向计分，即：1→5，2→4，3→3，4→2，5→1，再用公式转化分）

二、九种体质特征及中医调养方案

（一）平和质

1. 体质概要

（1）定义：气血阴阳平衡，无不适表现为主要特征的体质状态。

（2）易见体质特征

1）总体特征：阴阳气血调和，以体态适中、面色红润、精力充沛等为主要特征。

2）形体特征：体形匀称健壮。

3）常见表现：面色、肤色润泽，头发稠密有光泽，目光有神，鼻色明润，嗅觉通利，唇色红润，不易疲劳，精力充沛，耐受寒热，睡眠良好，胃纳佳，二便正常，舌色淡红，苔薄白，脉和缓有力。

4）心理特征：性格随和开朗。

5）发病倾向：平素患病较少。

6）对外界环境适应能力：对自然环境和社会环境适应能力较强。

2. 调养指导方案

（1）调摄原则：顺其自然，适当运动，营养丰富，处事中正。

1）顺其自然：主要指环境起居方面应该顺应自然界的阴阳变化。中医学认为，人与自然是一个统一的整体，人生于天地之间，天地合气命之曰人，人是一个"小宇宙"，是大自然（"大宇宙"）的组成部分，赖于自然界天地之气的充养，又必须顺应自然界阴阳之气的变化，方能"阴平阳秘，精神乃治"。

2）适当运动：主要指形体运动时，应该把握住"度"。形体运动可促进气血的周流，"人之所有者，血与气耳"，而气血冲和，万病不生，一有怫郁，诸病生焉。但过与不及都是病，运动应该根据自身的具体情况，"适当"为度，不可不及，也不可太过。

3）营养丰富：主要指饮食物的种类、成分应该平衡搭配。《素问·脏气法时论》有云："五谷为养，五果为助，五畜为益，五菜为充。"饮食应该种类丰富，但又不可偏食，不可偏寒偏热。

4）处事中正：指处事得当，不偏不倚，内心平和。古人早就发现情绪的波动可以引起身体的疾病，因而非常讲究内心的平衡之道。《素问·举痛论》说："百病生于气也。怒则气上，喜则气缓，悲则气消……惊则气乱，劳则气耗。"情绪的波动可以导致气血内乱而诱发疾病。现代医学也发现，人类疾病与心理压抑有关的比例为65%~90%。紧张、愤怒、敌意等不良情绪容易破坏人体免疫系统，易使人患高血压、冠心病、动脉硬化等疾病。平和质的人心理素质较好，如果遇事能够恰当应对，就可保持内心的平和状态，有利于身心健康。

（2）环境起居：生活起居顺应一年四季气候特点，保证充足睡眠。春天早睡早起，夏天晚睡早起、适当午睡，秋天早睡早起，冬天早睡晚起。根据气候变化适时增减衣物。

睡卧顺应四时，养生应根据四时季节的阴阳变化而调整，顺应自然规律以得天地之养。人体内的生物钟与自然界的四季、昼夜等规律相符，顺应自然界的规律安排作息，有利于身体健康。四季具有春温、夏热、秋凉、冬寒的特点，生物体也相应具有春生、夏长、秋收、冬藏的变化。四季的作息时间应根据季节阴阳相互关系的不同而有所区别，"春夏养阳"则春天宜早睡早起，夏天宜晚睡早起，因夏天昼长夜短故要适当午睡；"秋冬养阴"则秋天宜早睡早起，冬天宜早睡晚起。

（3）形体运动：根据个人体力可进行太极拳（剑）、五禽戏、八段锦、散步等柔缓的运动，也可选择跑步、篮球、排球、足球、踢毽子、跳交谊舞、做健身操、抖空竹等运动量较大的项目。

（4）精神调适：开朗乐观，心态平和，与人为善，和谐上进，乐于合作。

平和质的人性格随和开朗，心理素质较好，平时要多和朋友交流，培养对身心有益的兴趣爱好，与人为善，多帮助别人，不攀比，不计较，有助于保持平和的心理状态、建立良好的人际关系。

（5）饮食调理：饮食宜营养丰富，荤素合理搭配，不可偏食。进食应有所节制，不可过饥过饱，不要偏寒偏热，少吃油盐。

平和体质的人，机体处于阴阳平衡状态，饮食调理方面也应注意保持这种平衡。饮食宜多样化，营养结构、温凉寒热应合理搭配，不可偏食，进食有度，不可过饥过饱。善于养生的人，还可以借助食物的寒热温凉之性来制约四时阴阳的偏盛，通过互制，达到互养，使阴阳不偏，以保健康。

（6）药物调养：不需药物调摄。平和体质是一种相对健康的状态，没有生病的时候不需药物调养。

（7）音乐及其他调摄：根据个人喜好选择音乐，不同风格的音乐可以交替欣赏。坚持点按足三里、涌泉等保健穴位。

（二）气虚质

1. 体质概要

（1）定义：由于元气不足，以气息低弱、机体及脏腑功能状态低下为主要特征的一种体质状态。

（2）成因：先天本弱，后天失养或病后气亏。如家族成员多较弱、孕育时父母体弱、早产、人工喂养不当、偏食、厌食，或因年老气衰等。

（3）易见体质特征

1）总体特征：元气不足，以疲乏、气短、自汗等气虚表现为主要特征。

2）形体特征：肌肉松软不实。

3）常见表现：平素语音低弱，气短懒言，容易疲乏，精神不振，易出汗，舌淡红，舌边有齿痕，脉弱。

4）心理特征：性格内向，不喜冒险。

5）发病倾向：易患感冒、内脏下垂等病，病后康复缓慢。

6）对外界环境适应能力：不耐受风、寒、暑、湿邪。

2. 调养指导方案

（1）调摄原则：避免劳累，食宜甘温，药宜益气。

1）避免劳累：主要指气虚体质者凡事要量力而为，以不感到疲劳为度，避免进一步损耗正气。气是生命的原动力，具有推动、营养、固摄等作用，机体的一切生理活动皆赖气的化生与推动。气甚则物壮，气弱则物衰，气充才能神旺，神旺才能健康长寿。《素问·举痛论》云"劳则气耗"，过度劳累会使已经虚少的正气进一步损耗。

2）食宜甘温：主要指气虚质者饮食应以味甘、性温为宜。每种食物都有调养气血的作用，"五味入口，藏于胃，以养五脏气"（《素问·五脏别论》）。食物有寒、热、温、凉之四气，有酸、苦、甘、辛、咸之五味。性味不同则作用不同，"此五者，有辛酸甘苦咸，各有所利，或散或收，或缓或急，或坚或软，四时五脏，病随五味所宜也"（《素问·脏气法时论》）。味甘、性温之品入脾补气，因脾胃为水谷之海，为气血生化之源、后天之本。《素问·经脉别论》云，"食气入胃，散精于肝，淫气于筋，食气入胃，浊气归心，淫精于脉……脾气散精，上归于肺"，从而营养周身。

3）药宜益气：主要指药物调养应该以益气补虚为主。益气药物对应五脏，可以分为补心气、补肝气、补脾气、补肺气、补肾气等五类，应该区分清楚。

（2）环境起居：春天早睡早起，夏天晚睡早起、适当午睡，秋天早睡早起，冬天早睡晚起。夏季注意避暑，使用空调避免直吹、久吹。秋冬注意保暖。避免大汗、醉酒等，生活起居规律，切忌连续熬夜。

睡卧顺应四时，养生应根据四时季节的阴阳变化而调整，顺应自然规律以得天地之养。人体内的生物钟与自然界的昼夜规律相符，顺应自然界的规律安排作息，有利于机体的健康。四季具有春温、夏热、秋凉、冬寒的特点，生物体也相应具有春生、夏长、秋收、冬藏的变化。四季的作息时间应根据季节阴阳相互关系的不同而有所区别。

"正气存内，邪不可干"，气虚质者不耐暑湿寒热，对环境的适应能力差，最怕气温的骤升骤降、过冷过热。气虚体质的人要根据季节、气温的变化而注意养护，衣服的增减、空气的流通、保暖避暑等工作都要做好。空调使用要适度，勿贪凉、贪热，避免室内外温差过大。一身大汗、醉酒、熬夜都容易让已虚的正气耗散过多，加重气虚的程度。

（3）形体运动：根据个人体力选择太极拳（剑）、五禽戏、八段锦、散步、慢跑或放风筝、打门球等偏于柔缓的运动。不宜进行剧烈运动，避免激烈的竞赛及冬泳等。

（4）精神调适：适当多休息。欣赏书法、绘画、戏曲或养喂花鸟鱼虫等。多知足，少攀比，不可躁动，避免过度思虑。

气虚质的人精神情绪常处于低落状态，导致阻碍气血的周流。精神调适的目的是让气虚质者身心变得乐观、豁达、愉快，促进气血的流通。气虚质者应适当多休息，清心净欲，以保存精神，避免散神耗气。

（5）饮食调理：常吃粳米、糯米、小米、黍米、山药、土豆、大枣、胡萝卜、香菇、鹅肉、鹌鹑、牛肉、兔肉、鲢鱼、鳜鱼、鳝鱼等。少吃青萝卜、槟榔等耗气食物。饮茶宜选红茶，不宜多饮绿茶。

益气药膳：茯苓粳米粥，茯苓 12g，粳米 100g，加水适量共煮为粥。山药桂圆粥，去皮的鲜山药 100g 切为小块，加桂圆 15g 及适量清水，慢火炖为糜粥。

（6）药物调养：可用人参、黄芪、党参、太子参、白术等。脾气虚宜选四君子丸或参苓白术散。肺气虚常感冒宜选玉屏风散。肾气虚宜服肾气丸。

（7）音乐及其他调摄：欣赏具有田园、山野等自然风格的乐曲。轻缓按揉足三里、阴陵泉等穴位。艾灸气海、百会等穴位。

（三）阳虚质

1. 体质概要

（1）定义：由于阳气不足，以虚寒现象为主要特征的体质状态。

（2）成因：先天不足，或病后阳亏。如家族中均有虚寒体质表现，孕育时父母体弱，或年长受孕，早产，或平素偏嗜寒凉损伤阳气，或久病阳亏，或年老阳衰等。

（3）易见体质特征

1）总体特征：阳气不足，以畏寒怕冷、手足不温等虚寒表现为主要特征。

2）形体特征：肌肉松软不实。

3）常见表现：平素畏冷，手足不温，喜热饮食，精神不振，舌淡胖嫩，脉沉迟。

4）心理特征：性格多沉静、内向。

5）发病倾向：易患痰饮、肿胀、泄泻等病，感邪易从寒化。

6）对外界环境适应能力：耐夏不耐冬，易感风、寒、湿邪。

2. 调养指导方案

（1）调摄原则：避免劳累，食宜甘温，药宜温补。

1）避免劳累：主要指阳虚质者凡事要量力而为，以不感到疲劳为度，避免进一步损耗阳气。阳气具有推动、温煦、气化等作用。在日常生活、工作和学习中要尽可能做些力所能及的体力劳动或脑力劳动，尽量做到"行不疾步，耳不极听，目不极视，坐不至久，卧不及疲""量力而行，勿令气之喘，量力谈笑，才得欢通，不可过度"，以免耗伤阳气。

2）食宜甘温：主要指阳虚质者饮食应以味甘、性温为宜。味甘、性温之品多有温补阳气之功。

3）药宜温补：主要指阳虚体质的人应当用性温补益作用的中药进行调理。温补药物又有补胃阳不足、脾阳不足、肾阳不足之别，用药又当有所区别。

（2）环境起居：春天早睡早起，夏天晚睡早起、适当午睡，秋天早睡早起，冬天早睡晚起。夏季注意避暑，使用空调避免直吹、久吹。秋冬注意保暖。避免大汗、醉酒等，切忌连续熬夜损伤元气。房事应有所节制。避免在树荫下、水亭中及过堂风中久留。人的足部距离心脏最远，最易受到寒邪侵袭，有"寒从脚下起"之说，因此，阳虚体质者足部保暖很重要。背部乃阳经聚集之地，阳虚质者背部易受寒邪，应注意保暖。丹田是"性命之根本"，精气神贮藏之所在，因此阳虚体质者应注意丹田部位的保暖。

（3）形体运动："动则生阳"，适量运动可以提振人体的阳气，故阳虚体质之人可进行适当运动，但动作宜柔缓，以防过劳耗伤阳气，具体项目当因体力强弱而定。

太极拳（剑）、五禽戏、八段锦、散步、慢跑或放风筝、打门球等均是偏于静养的运动。其中，太极拳（剑）结合了传统导引、吐纳的方法，注重练身、练气、练意三者之间的紧密调协。练习时一方面可锻炼肌肉，舒筋活络；另一方面又能透过呼吸与动作间的相互配合，对内脏加以按摩锻炼，达到强身健体的作用。五禽戏是一种外动内静、动中求静、动静兼备、有刚有柔、刚柔并济、练内练外、内外兼练的仿生功法。中医学认为，八段锦柔筋健骨、养气壮力，具有行气活血、协调五脏六腑之功能。此类运动都可增强体质、温补阳气。阳虚体质者若参加冬泳及激烈竞赛容易损伤阳气。

（4）精神调适：阳虚质的人元阳不固，虚阳上扰，致使心神浮越，容易受到惊吓，而且睡眠轻浅，心神不稳定。常常表现出情绪不佳，易于悲哀，并进而影响气血运行，故精神调养方面要善于调节自己的情感，消除不良情绪的影响。要善于自我排遣或与人倾诉，宽宏大量，以解悲哀。欣赏书法、绘画、戏曲或养喂花鸟鱼虫等方法可陶冶情操，排遣因阳气虚弱引起的不良情绪。应该养成多知足、少攀比、不躁动的习惯，尽量避免和减少悲伤，防止惊恐、大喜大悲等不良情绪的影响。

（5）饮食调理：常吃生姜、韭菜、荔枝、菠萝、桃、羊肉、狗肉等，少吃西瓜、梨等生冷之品。

补阳药膳：当归生姜羊肉汤，当归15g、生姜5片、羊肉100g，共煮成汤食用。韭菜炒胡桃仁，胡桃仁20g、韭菜30g，一起炒菜食用。

（6）药物调养：宜用巴戟天、肉苁蓉、补骨脂、杜仲、菟丝子、狗脊等。可选用金匮肾气丸，脾阳虚者可选择理中丸或附子理中丸。

（7）音乐及其他调摄：可多听欢快、喜庆的音乐。坚持每晚用热水（40～45℃）泡脚15分钟。可按揉足三里、合谷、涌泉穴。艾灸关元、大椎、命门穴。拔罐，常用肺俞、风门穴。

（四）阴虚质

1. 体质概要

（1）定义：由于体内津液精血等物质亏少，以有关组织器官失养和内热为主要症状的体质状态。

（2）成因：先天不足，或久病失血，纵欲耗精，积劳伤阴。如家族成员体形多偏瘦，为孕育时父母体弱，或年长受孕，早产，或曾患出血性疾病等。

（3）易见体质特征

1）总体特征：阴液亏少，以口燥咽干、手足心热等虚热表现为主要特征。

2）形体特征：体形偏瘦。

3）常见表现：手足心热，口燥咽干，鼻微干，喜冷饮，大便干燥，舌红少津，脉细数。

4）心理特征：性情急躁，外向好动，活泼。

5）发病倾向：易患虚劳、失精、不寐等病，感邪易从热化。

6）对外界环境适应能力：耐冬不耐夏，不耐受暑、热、燥邪。

2. 调养指导方案

（1）调摄原则：避免劳累，食宜甘润，药宜养阴。

1）避免劳累：主要指在日常生活、工作和学习中要尽可能做些力所能及的体力劳动或脑力劳动，以促进气血周流，勿过度疲倦，劳伤阴气。

2）食宜甘润：主要指阴虚质者饮食应以味甘、滋润为宜。甘润之品多补益脾胃，化生气血津液。

3）药宜养阴：阴虚质者用药宜选滋阴清热之品。滋阴之品又有治疗肺阴虚、胃阴虚、肝肾阴虚之别，用药各不相同，当分别开来。

（2）环境起居：春天早睡早起，夏天晚睡早起、适当午睡，秋天早睡早起，冬天早睡晚起。炎热夏季应注意避暑，避免强紫外线照射，有条件的可到海边、高山之地旅游。居室环境应安静。应穿浅颜色散热透气性好的衣服。房事应有所节制。

（3）形体运动：宜根据个人体力选动静结合项目，如太极拳（剑）、八段锦、五禽戏、游泳或传统健身项目"六字诀"中的"吹"字诀。不要大汗出，及时补充水分。不宜激烈活动。

（4）精神调适：养成冷静、沉着的性格，保持稳定的心态，切忌急躁。少与人争，以减少激怒，少参加竞赛性的文娱活动。

阴虚质之人性情较急躁，常常心烦易怒，这是阴虚火旺，火扰神明之故，故应遵循《内经》中"恬惔虚无""精神内守"的原则，平素加强自我涵养，自觉养成冷静、沉着的习惯。常与人争易引起激怒，涌动气血，耗伤阴液，故阴虚质者应少参加争胜负的文娱活动。

（5）饮食调理：多食甘凉滋润食物，如银耳、茼蒿、雪梨、木瓜、无花果、鸭肉、冰糖、百合、菠菜等。少吃葱、姜、蒜、辣椒等辛辣燥烈之品。

养阴药膳：沙参粥，沙参15g，粳米100g，冰糖5粒，共煮为粥。百合粥，粳米100g，百合15g，白砂糖10～20g，共煮为粥。枸杞粥，枸杞20g，粳米100g，共煮为粥。桑椹粥，桑椹30g，粳米60g，共煮为粥。其中，沙参粥偏于滋养肺阴，百合粥偏于滋养胃阴，枸杞粥、桑椹粥偏于滋肝肾之阴。

（6）药物调养：可选用女贞子、山茱萸、五味子、墨旱莲、麦冬、天冬、生地黄、熟地黄、黄精、玉竹、枸杞子、桑椹等药。成方宜选六味地黄丸。

（7）音乐及其他调摄：可多听舒缓音乐。自行按揉太溪、三阴交、照海穴，轻揉涌泉。

（五）痰湿质

1. 体质概况

（1）定义：由于水液内停而痰湿凝聚，以黏滞重浊为主要特征的体质状态。

（2）成因：先天不足，或后天过食肥甘。

（3）易见体质特征

1）总体特征：痰湿凝聚，以形体肥胖、腹部肥满、口黏苔腻等痰湿表现为主要特征。

2）形体特征：体形肥胖，腹部肥满松软。

3）常见表现：面部皮肤油脂较多，多汗且黏，胸闷，痰多，口黏腻或甜，喜食肥甘甜黏，苔腻，脉滑。

4）心理特征：性格偏温和、稳重，多善于忍耐。

5）发病倾向：易患消渴、中风、胸痹等病。

6）对外界环境适应能力：对梅雨季节及湿重环境适应能力差。

2. 调养指导方案

（1）调摄原则：加强运动，食宜清淡，药宜温化。

1）加强运动：痰湿体质者多形体肥胖，身重易倦，这与高血压、高血脂、冠心病的发生有明显相关性。加强运动，促进气血周流，有利于水液代谢，所以痰湿质者要根据自己身体情况，长期坚持体育锻炼。

2）食宜清淡：痰湿体质的人主要是因为水液内停，痰湿凝聚，身体表现出黏滞重浊。肥甘厚腻之品性重浊，易化湿生痰，进一步加重身体负担。所以，痰湿体质者饮食以清淡为宜。

3）药宜温化：痰湿体质者体内水液停聚，痰湿凝聚，《金匮要略》中指出，病痰饮者，当以温药和之，温药可以温脾化湿祛痰。故痰湿体质者用药以温化为主。

（2）环境起居：春天早睡早起，夏天晚睡早起、适当午睡，秋天早睡早起，冬天早睡晚起。天气晴朗时多进行户外活动，常晒太阳或进行日光浴。气候阴冷时减少户外活动，避免受寒淋雨，保持居室干燥。衣着宽松，面料以棉、麻、丝等天然纤维为主。

（3）形体运动：长期坚持运动锻炼，如太极拳（剑）、八段锦、站桩功、揉腹功、步行、快走、慢跑、竞走、登山、游泳、骑自行车、跳绳、做韵律操等。运动环境应温暖宜人。

（4）精神调适：尽量多参加社会活动，培养广泛的兴趣爱好。让自己适度紧张起来，培养魄力和决断力。遇事不宜过度思虑，要想得开，放得下，少生闷气，少计较。

（5）饮食调理：宜吃冬瓜、红小豆、扁豆、白萝卜、南瓜、紫菜、洋葱、薏苡仁、包菜、茯苓等。忌吃饴糖、柚子、李子、柿子、砂糖及油腻的食物。勿暴饮暴食，忌吃生冷性寒之品，少吃贝类等海产品，少吃油盐。

（6）药物调养：可用苍术、白术、砂仁、陈皮、泽泻、瓜蒌、荷叶、橘红、猪苓、冬瓜皮等。可用荷叶 15g，泡水当茶饮，每天适量频服。中成药可选用二陈丸。

（7）音乐及其他调摄：痰湿体质者痰湿内蕴，阻滞气机。多听一些激昂高亢的进行曲、励志歌曲及戏曲，多看一些表现力量、对抗性强的体育比赛，可以活跃精神，振奋阳气，有利于改变痰湿的体质状态。可常点按丰隆、中脘、足三里、阴陵泉等穴位。

（六）湿热质

1. 体质概要

（1）定义：以湿热内蕴为主要特征的体质状态。

（2）成因：系先天禀赋，或久居湿地，嗜食肥甘，或长期饮酒，湿热内蕴。

（3）易见体质特征

1）总体特征：湿热内蕴，以面垢油光、口苦、苔黄腻等湿热表现为主要特征。

2）形体特征：形体中等或偏瘦。

3）常见表现：面垢油光，易生痤疮，口苦口干，身重困倦，大便黏滞不畅或燥结，小便短黄，男性易阴囊潮湿，女性易带下增多，舌质偏红，苔黄腻，脉滑数。

4）心理特征：容易心烦急躁。

5）发病倾向：易患疮疖、黄疸、热淋等病。

6）对外界环境适应能力：对夏末秋初的湿热气候、湿重或气温偏高环境较难适应。

2. 调养指导方案

（1）调摄原则：加强运动，食宜清淡，药宜清利。

1）加强运动：湿热体质的人适合进行大强度、大运动量的锻炼。身动则气血周流加速，气行则痰湿去，气行则热邪散去。

2）食宜清淡：主要指饮食应清淡，忌食油腻食物以及热性食物，以利清热祛湿，避免加重湿热。

3）药宜清利：主要指药物治疗宜选择清热、利湿之品，如佩兰、茵陈、薏苡仁、泽泻等。但要注意不可蛮用苦寒药物，应佐以少量温化之品，以防伤脾助湿。

（2）环境起居：春天早睡早起，夏天晚睡早起、适当午睡，秋天早睡早起，冬天早睡晚起。多进行户外活动，常晒太阳。暑湿季节减少户外活动，避免受寒淋雨及感受暑湿。保持居室干燥。衣着宽松，面料以棉、麻、丝等天然纤维为主。

（3）形体运动：长期坚持运动锻炼，如太极拳（剑）、八段锦、站桩功、揉腹功、步行、快走、慢跑、竞走、登山、游泳、骑自行车等。运动应避开雨雾、暑热天气。可以练习传统保健项目"六字诀"中的"呼""嘻"字诀。

（4）精神调适：尽量多参加社会活动，培养广泛的兴趣爱好。注意克服急躁心理，保持稳定心态。遇事不宜过度思虑，要想得开，放得下，少生闷气，少计较。

（5）饮食调理：可吃红小豆、绿豆、薏苡仁、芹菜、黄瓜、冬瓜、藕、荸荠等食物，可适量吃苦瓜、苦苣、西瓜等。忌辛温、滋腻食物以及黏腻食物。可用石竹茶、苦丁茶、莲子心、竹叶、玉米须等泡茶饮。少吃油盐。

（6）药物调养：可用佩兰、栀子、龙胆草、茵陈、苦参、泽泻等。脾胃湿热者用泻黄散。肝胆湿热者用龙胆泻肝丸。

（7）音乐及其他调摄：可经常听一些悠闲、和缓的音乐。经常点按阴陵泉、曲池等穴位，也可行大椎穴拔罐、督脉或膀胱经刮痧等疗法。

（七）血瘀质

1. 体质概要

（1）定义：是指体内有血液运行不畅的潜在倾向或瘀血内阻的病理基础，并表现出一系列外在征象的体质状态。

（2）成因：系先天禀赋，或后天损伤，忧郁气滞，久病入络。

（3）易见体质特征

1）总体特征：血行不畅，以肤色晦暗、舌质紫暗等血瘀表现为主要特征。

2）形体特征：胖瘦均见。

3）常见表现：肤色晦暗，色素沉着，容易出现瘀斑，口唇暗淡，舌暗或有瘀点，舌下络脉紫暗或增粗，脉涩。

4）心理特征：易烦，健忘。

5）发病倾向：易患癥瘕及痛证、血证等。

6）对外界环境适应能力：不耐受寒邪。

2. 调养指导方案

（1）调摄原则：加强运动，食宜辛温，药宜活血。

1）加强运动：血为气之母，气为血之帅，气行则血行，"气血冲和，万病不生"。运动可促进气血周流。故血瘀质者当加强运动。

2）食宜辛温：辛者散之，温者行之，具有行散消滞、活血化瘀作用。血得温则行，得寒则凝。《素问·调经论》云："血气者，喜温而恶寒，寒则泣而不能流，温则消而去之。"故血瘀质者当常食辛温之品。

3）药宜活血："坚者削之""结者散之"，血瘀质者当用消法，药宜活血。活血就是畅通血流，化瘀就是祛除瘀滞。

（2）环境起居：春天早睡早起，夏天晚睡早起、适当午睡，秋天早睡早起，冬天早睡晚起。居室宜温不宜凉，环境宜宽敞明亮，装饰明快亮丽。衣着宽松。多到户外舒展形体，放松心情。

（3）形体运动：根据个人体力进行一些有助于促进气血运行的运动项目，强度要适中，过则伤津耗气，不利血行，而致血瘀加重，不及则气机壅塞，也能加重血瘀。故应选太极拳（剑）、舞蹈、步行健身法、徒手健身操、健身球、登山、乒乓球、羽毛球、扭秧歌、跳交谊舞等运动，使身体各部位都活跃起来。运动时，最好选择视野开阔、空间较大、空气清新的地方，避免在封闭环境中进行。环境狭小、闭塞，易使人心情郁闷，情绪低落，不利血行。可练习"六字诀"中的"嘘"字诀。

血瘀质的人虽要加强户外运动，但强度一定要适中。因血瘀质者大多心血管机能较弱，不宜进行大强度、大负荷的体育运动，应采用小负荷、多次数的锻炼，如果出现胸闷、恶心、眩晕等，应及时停止运动，仍不能缓解者及时就诊。

（4）精神调适：血瘀质者常精神紧张、压力过大，表现为心烦、急躁、健忘，或忧郁、苦闷、多疑等。精神调适对于血瘀质的人尤为重要。常看喜剧、滑稽剧等有助于培养乐观情绪，精神愉悦则气血和顺，营卫流畅。勿看悲剧，阴雨雾霾天气要设法调节好情绪。常和朋友交流、培养新的爱好，如集邮、摄影、绘画、种花、钓鱼等都是不错的陶冶性情方式，可及时宣泄不良情绪，使体内气机不易郁结，促进气血的运行。凡是兴趣广泛之人，少见血瘀体质。反之，如果长期陷入苦闷、忧郁，无法自拔，则会加重血瘀倾向。

（5）饮食调理：宜食山楂、金橘、玫瑰花、月季花、田七苗、黑豆等。忌吃乌梅、苦瓜、柿子、李子、石榴等酸涩之品。少吃蛋黄、蟹子、猪肉、奶酪等。适量饮用葡萄酒、黄酒等。

化瘀药膳：山楂汤，生山楂 20g，去核打碎，放入锅中，加清水煮约 20 分钟，调以红糖进食，可活血散瘀。

（6）药物调养：可用当归、红花、川芎、丹参、赤芍、鸡血藤、桃仁等。可选用桃红四物汤、血府逐瘀汤、复元活血汤、复方丹参片等。

（7）音乐及其他调摄：选择激昂高亢、令人振奋的音乐，以培养开朗、豁达的性格。可舒缓按揉膻中、血海、太冲、三阴交、委中、曲泽等穴位，或者拔罐（膈俞、肝俞）、刮痧（督脉或膀胱经）。

（八）气郁质

1. 体质概要

（1）定义：由于长期情志不畅、气机郁滞而形成的以性格内向不稳定、忧郁脆弱、敏感多疑为主要表现到体质状态。

（2）成因：先天遗传，或因精神刺激，暴受惊恐，所欲不遂，忧郁思虑等。

（3）易见体质特征

1）总体特征：气机郁滞，以神情抑郁、忧虑脆弱等气郁表现为主要特征。

2）形体特征：形体瘦者为多。

3）常见表现：神情抑郁，情感脆弱，烦闷不乐，舌淡红，苔薄白，脉弦。

4）心理特征：性格内向不稳定、敏感多虑。

5）发病倾向：易患脏躁、梅核气、百合病及郁证等。

6）对外界环境适应能力：对精神刺激适应能力较差，不适应阴雨天气。

2. 调养指导方案

（1）调摄原则：形神宜动，食宜辛温，药宜理气。

1）形神宜动：主要指在形体运动和精神调适两个方面要有所加强。动形以养生，可促进气血的周流，以利于人体的吐故纳新和气血调畅；动神以畅情，精神愉快则气血和畅、营卫流通，有益于气郁体质的改善。

2）食宜辛温：主要指饮食上宜选用辛散微温的食品。辛散类食物能够帮助升发体内阳气，而温性食品则可以顾护人体的阳气。"违其性故苦，遂其性故欲"，肝属木而性喜条达，主疏泄，适当进食辛散微温的食品利于阳气的生发和肝气的疏泄。

3）药宜理气：主要指药物调养应选择具有疏肝理气功效的药物。肝木失于条达，肝体失于柔和，易致肝气横逆、郁结，呈现种种病变。疏肝解郁、理气宽中类药物可起到疏理肝脏气机，恢复肝脏功能的作用。

（2）环境起居：春天早睡早起，夏天晚睡早起、适当午睡，秋天早睡早起，冬天早睡晚起。居室环境宜宽敞明亮，温湿度适宜，装饰明快亮丽。衣着宽松。多到户外运动，舒展形体，放松心情。

（3）形体运动：尽量进行户外活动，适度加大运动量，如跑步、登山、打乒乓球、打羽毛球、扭秧歌、跳交谊舞等。有意识地学习某一项技术性体育项目，定时进行练习。气功方面，以强壮功、保健功等为宜，着意锻炼呼吸吐纳功法，以开导郁滞。可练习"六字诀"中的"嘘"字诀。

（4）精神调适：培养乐观向上的情绪。"愁忧者，气闭塞而不行"。根据《素问·阴阳应象大论》"喜胜忧"的情志制约原则，精神愉快则气血和畅、营卫流通，有益于气郁体质的改善。主动寻求快乐，常看喜剧、滑稽剧，常听相声，以及富有鼓励、激励作用的电影、电视，勿看悲剧。七情波动闷在心里，最容易伤及内脏，和朋友交流、培养新的爱好，都是很好的选择。要学会发泄，掌握各种排解郁闷的方法，及时宣泄不良情绪，尽快恢复心理平衡。可直接把埋在心中的不良情绪发泄出去，也可借助别人的疏导，把心里的郁闷宣散出来。所以，扩大社会交往，广交朋友，互相尊重，互相帮助，是解忧消愁、克服不良情绪的有效方法。

（5）饮食调理：宜饮花茶，少量饮酒。宜常吃茴香、佛手、萝卜、橙子、柑子、刀豆、金橘等。少吃酸菜、乌梅、石榴、青梅、杨梅、酸枣、李子、柠檬等。

解郁药膳：橘皮粳米粥，橘皮 50g，研细末备用，粳米 100g，淘洗干净，放入锅内，加清水煮，煮至粥将成时，加入橘皮，再煮 10 分钟即成。山药佛手冬瓜汤，山药 50g、佛手 50g、冬瓜 150g，至锅中慢火煲 30 分钟，调味后即可饮用，可健脾、理气、利湿。

（6）药物调养：可用香附、香橼、柴胡、枳壳、麦芽、青皮、陈皮等。中成药可选用逍遥丸、柴胡疏肝散、越鞠丸等。

（7）音乐及其他调摄：宜选择激昂高亢、令人振奋的音乐，以培养开朗、豁达的性格。每天叩拍膻中穴 10～30 次，或进行 5 分钟推腹法，也可点按内关、太冲、期门等穴位。

（九）特禀质

1. 体质概述

（1）定义：表现为一种特异性体质，多指由于先天性和遗传因素造成的一种体质缺陷，包括先天性、遗传性的生理缺陷，先天性、遗传性疾病，过敏反应，原发性免疫缺陷等。其中对过敏体质概念的表述是：在禀赋遗传的基础上形成的一种特异体质，在外界因子的作用下，生理机能和自我调适力低下，反应性增强，其敏感倾向表现为对过敏原的亲和性和反应性呈现个体体质的差异性和家族聚集的倾向性。

（2）成因：先天因素，遗传因素，或环境因素，药物因素等。

（3）易见体质特征

1）总体特征：先天失常，以生理缺陷、过敏反应等为主要特征。

2）形体特征：过敏体质者一般无特殊，先天禀赋异常者或有畸形，或有生理缺陷。

3）常见表现：过敏体质者常见哮喘、风团、咽痒、鼻塞、喷嚏等；患遗传性疾病者有垂直遗传、先天性、家族性特征；患胎传性 4 疾病者具有母体影响胎儿个体生长发育及相关疾病特征。

4）心理特征：随禀质不同情况各异。

5）发病倾向：过敏体质者易患哮喘、荨麻疹、花粉症及药物过敏等；遗传性疾病如血友病、先天愚型等；胎传性疾病如五迟（立迟、行迟、发迟、齿迟和语迟）、五软（头软、项软、手足软、肌肉软、口软）、解颅、胎惊、胎痫等。

6）对外界环境适应能力：适应能力差，如过敏体质者在易致过敏季节适应能力差，易引发宿疾。

2. 调养指导方案

（1）调摄原则：加强运动，避免接触过敏原，药遵医嘱。

1）加强运动：特禀质中最多见的是过敏性体质，包括哮喘、荨麻疹、花粉症及药物过敏等。加强运动，可以促进气血周流，增强机体的抗病能力。现代医学认为，适当运动，能够锻炼肺功能，使身体释放一些激素，可舒张支气管，有助于改善过敏状态。

2）避免接触过敏原：特禀体质者对外界环境适应能力较差，如过敏体质者在易致过敏季节适应能力差，在接触易致敏的花粉、食物或药物等之后，易引发过敏反应。

3）药遵医嘱：特禀质者的表现千差万别，如需应用药物应遵循医嘱。

（2）环境起居：春天早睡早起，夏天晚睡早起、适当午睡，秋天早睡早起，冬天早睡晚起。起居应有规律，保持室内清洁，被褥、床单要经常洗晒，室内装修后不宜立即搬进居住。在春季和陌生的环境中减少室外活动，避免接触各种致敏物质，不宜养宠物。在季节更替或外出之时，及时增减衣物。

某些特禀质是来源于父母的一种特殊的体质类型，其中包含两个意思，即先天的、特殊的体质。就是禀赋比较特殊，它包括三种：第一种是过敏体质，有过敏性鼻炎、过敏性哮喘、过敏性紫癜、湿疹、荨麻疹等过敏性疾病的人大多都属于这一种。第二种是遗传性体质，就是有家族遗传病史的，这一类大多很难治愈。第三种是胎传体质，就是母亲在妊娠期间所受的不良影响传给胎儿所造成的一种体质。特禀质者已经是"先天不足"，更应在后天生活起居、环境、饮食、运动等方面加强调摄，一是防止进一步耗损真气，二是增强和改善体质。

（3）形体运动：特禀质者多体质较差，对外界环境、气候变化敏感，其运动以强壮体质为主。太极拳（剑）、"六字诀"中的"吹"字诀和"呬"字诀、强壮功、瑜伽、步行、慢跑等传统体育保健项目动静结合、身心俱养、简便易行，健身效果比较好。特禀质尤其是过敏质者多不耐受寒冷空气，在运动中应注意逐步进行耐寒训练，增强身体对冷空气的适应性。不宜参加对抗性强的竞技运动，以免过度耗损正气。

（4）精神调适：多关注具有积极意义的事物，培养乐观情绪，避免情绪紧张。特禀质者，特别是有先天身体缺陷、畸形或残疾者，很容易出现悲观、消极、孤僻、胆怯、自卑的性格，不愿与人交往，甚至意志消沉，丧失生活信心。所以，在精神心理方面，应关注具有积极意义的事物，"乐以忘忧""美意延年"。

（5）饮食调理：避免食用各种致敏食物或来源、性味不明的食物。少食荞麦、蚕豆、辣椒、虾、蟹等食物，少吃油盐。

（6）药物调养：在医师指导下，可选用乌梅、五味子、银柴胡等药物。药膳可用乌梅粥（乌梅 15g，黄芪 20g，当归 12g）。

（7）音乐及其他调摄：根据个人喜好选择音乐，各种风格的可以交替欣赏。可按揉迎香、鼻通、印堂穴，捏鼻、擦鼻翼等各 1~2 分钟，每日早晚各 1 次。可艾灸肺俞、风门、曲池、合谷。

第三章　亚健康与治未病

一、亚健康的概念

亚健康的概念对应于世界卫生组织（WHO）对健康及疾病概念的界定，对此概念的提出源于高节奏生活带来的机体与心理的反应及人们对生活质量的重视。世界卫生组织提出的有关健康的概念为"健康不仅仅是没有疾病和不虚弱，而且是身体上、心理上和社会适应能力上三方面的完美状态"。

临床上存在以疲乏无力、精力不够、肌肉关节酸痛、心悸胸闷、头晕头痛、记忆力下降、学习困难、睡眠异常、情绪低落、烦躁不安、人际关系紧张、社会交往困难等种种躯体或心理不适为主诉就诊的人群，通过现代仪器或检测方法未发现阳性指标，或者虽有部分指标的改变，但尚未达到西医学疾病的诊断标准。这种处于健康和疾病之间的状态，自20世纪80年代起得到越来越多学者的认同和重视，并将其称之为"亚健康状态"。相对于健康的定义，亚健康状态的定义为"一种没有疾病又不健康的状态，是介于健康与疾病之间的一种状态"。

二、中西医对亚健康的认识

随着社会竞争的日趋激烈，生活节奏的逐步加快及居住环境的污染等，人们承受的压力越来越大，处于亚健康状态的人越来越多，严重影响了人们的生活质量。由于导致上述不适的确切原因未明，临床上缺乏针对亚健康状态的系统干预措施与手段，这常常使得医生在面对病人时感到尴尬，病人就诊后感到不满。因此，人们普遍感到应加强对亚健康状态的研究，建立防治亚健康状态的有效方案。

西医学认为，亚健康是介于健康与疾病之间的中间状态，如不及时加以干预，它有可能进一步发展为疾病，当然也可通过积极的治疗使机体恢复到健康状态，这种认识恰好与中医学治未病的思想不谋而合。因此，以"整体观念""辨证论治"及"因人、因时、因地制宜"等为特色，且已有2000多年积淀的中医学在亚健康状态的干预方面具有很大优势。

中医学认为，医学的目的首先是"消息于未兆""济羸劣以获安"，其次才是治病。这里所谓的"未兆"，即未有显著疾病征兆之时；所谓"羸劣"，即虚损或不太健康，但不一定有病，这正是人们所说的亚健康状态。根据中医学理论，健康是指机体内部的阴阳平衡，以及机体与外界环境（包括自然环境和社会环境）的阴阳平衡。健康意味着形体、精神心理与环境适应的完好状态。阴阳双方交感相错，对立制约，互根互用，相互转化，消长平衡，处在永恒的运动之中。因此，健康是一个动态的概念。疾病的发生，是在某种致病因素的影响下，机体的"阴平阳秘"正常生理平衡被破坏，从而发生"阴阳失调"所致。中医学在《内经》中就提出了治未病的预防思想。如《素问·四气调神大论》指出："圣人不治已病治未病，不治已乱治未乱……夫病已成而后药之，乱已成而后治之，譬如渴而穿井，斗而铸锥，不亦晚乎。"因此，亚健康虽属当代新概念，但其理念早在《内经》中就有体现。

中医关于治未病的含义可以概括为以下几个方面：①未病养生，防病于先。②欲病救萌，防微杜渐。③已病早治，防其传变。④瘥后调摄，防其复发。虽然中医学的未病不等同于西医学的亚健康，但我们可以应用中医学治未病的理论指导亚健康的中医药干预。

三、亚健康的病因

目前普遍认为，亚健康状态是由于心理、生理、社会三方面因素导致机体的神经系统、内分泌系统、免疫系统整体协调失衡、功能紊乱而致。

1. 心理因素

亚健康的发生与性格等因素有关，不良个性的人往往有不合理的信念和认知方式。由于心理不健康，往往对社会变化的适应能力较差，成为一种心理亚健康状态。如果不及时疏导心理障碍，亚健康会进一步发展为各种心理、精神疾病。

2. 生理因素

生理因素造成的亚健康是指人体各系统的生理功能紊乱、衰退，或综合体能下降，精神不振，体力透支。这种身体上的异常表现和体验，往往原因不明或者能够排除疾病原因，是亚健康的重要表现之一。

3. 社会因素

当今日益加剧的生存压力使得人的生存发展与社会压力之间的平衡出现失调。社会压力原本是人类进步发展的内在动力，但是当这种压力超出了人的承受能力，压力就会成为破坏力。长期处于这种高压环境之下，对身心两方面都会产生负面影响，其结果是导致亚健康甚至疾病。

4. 不良生活方式与亚健康的形成

除了以上三方面原因之外，不良生活方式也是导致亚健康的原因之一，如熬夜、高热量高脂肪饮食、运动缺乏、吸烟、饮酒等，由于不良生活方式导致的亚健康往往并不为人们所重视，所以容易一步步发展成为疾病。

四、亚健康的范畴

西医学描述的亚健康状态主要有以下几方面：①身心上不适应的感觉所反映出

来的种种症状，如疲劳、虚弱、情绪改变等，其状况在相当时期内难以明确。②与年龄不相适应的组织结构或生理功能减退所致的各种虚弱表现。③微生物失衡状态。④某些疾病的病前生理病理学改变。

五、亚健康的判定

在亚健康的判定过程中，可利用现有的医学诊断方法，如病史采集、神经精神状况和整体功能的评定，影像与实验室检查等，这些为是否存在亚健康及亚健康的分类判定奠定了基础。

六、亚健康的常见临床表现、分类与中医辨证

（一）亚健康的常见临床表现及分类

1. 亚健康的临床表现

亚健康状态的表现多种多样，躯体方面可表现为疲乏无力、肌肉及关节酸痛、头昏头痛、心悸胸闷、睡眠紊乱、食欲不振、脘腹不适、便溏或便秘、性功能减退、怕冷怕热、易于感冒、眼部干涩等；心理方面可表现为情绪低落、心烦意乱、焦躁不安、急躁易怒、恐惧胆怯、记忆力下降、注意力不能集中、精力不足、反应迟钝等；社会交往方面可表现为不能较好地承担相应的社会角色，工作、学习困难，不能正常地处理好人际关系、家庭关系，难以进行正常的社会交往等。

2. 亚健康的分类

根据亚健康状态的临床表现，可将其分为以下几类：①以疲劳或睡眠紊乱或疼痛等躯体症状表现为主。②以抑郁寡欢，或焦躁不安、急躁易怒，或恐慌胆怯，或短期记忆力下降、注意力不能集中等精神心理症状表现为主。③以人际交往频率减退，或人际关系紧张等社会适应能力下降表现为主。

上述 3 条中的任何一条持续发作 3 个月以上，并且经系统检查排除可能导致上述表现的疾病者，目前可分别被判断为处于躯体亚健康、心理亚健康、社会交往亚健康状态。临床上，上述三种亚健康表现常常相兼出现。

（二）亚健康的中医辨证

根据中医学理论，亚健康状态的发生是由于先天不足、劳逸失度、起居失常、饮食不当、情志不遂、居处不慎、年老体衰等因素，引起机体阴阳失衡、气血失调、脏腑功能失和所致。中医学的"未病"不等同于西医学的亚健康，但是，可以应用中医学治未病的理论指导亚健康的中医药干预。亚健康的中医常见证候如下：

1. 肝气郁结证

主症：胸胁满闷，喜太息，周身窜痛不适，时发时止，情绪低落和（或）急躁易怒，咽部异物感，月经不调，痛经，舌苔薄白，脉弦。

治法：疏肝理气。

方药：柴胡疏肝散加减。

情志调摄：宜乐观开朗，多与他人相处，不苛求自己及他人。欣赏节奏欢快、旋律优美的乐曲，如《金蛇狂舞》等，适宜看喜剧、励志剧，以及轻松愉悦的相声等。

饮食调摄：宜选用具有理气解郁作用的食物，如菊花、玫瑰花、茉莉花、大麦、金橘、柑橘、柚子等，少食用收敛酸涩的食物，如石榴、乌梅、青梅、杨梅等。

2. 肝郁脾虚证

主症：胸胁满闷，喜太息，周身窜痛不适，时发时止，情绪低落和（或）急躁易怒，咽部异物感，周身倦怠；神疲乏力，食欲不振，脘腹胀满，便溏不爽，或大便秘结，舌淡红或暗，苔白或腻，脉弦细或弦缓。

治法：疏肝健脾。

方药：逍遥散加减。

情志调摄：宜乐观开朗，多与他人相处，少思少动，不可躁动，不可过度劳神。欣赏节奏明快的乐曲，如《喜相逢》等。

饮食调摄：宜选用具有理气解郁作用的食物，如玫瑰花、茉莉花、大麦等，并可选用健脾益气的食物，如大米、小米、莲子、白扁豆、鸡肉等。

3. 心脾两虚证

主症：心悸胸闷，气短乏力，自汗，头晕头昏，失眠多梦，食欲不振，脘腹胀满，便溏，舌淡苔白，脉细或弱。

治法：调理心脾。

方药：归脾汤加减。

情志调摄：宜清净养藏，祛除杂念，少思少动，不可躁动，保持稳定乐观的心态，不可过度劳神。

饮食调摄：宜选用具有益气养血作用的食物，如大米、小米、莲子、白扁豆、鸡肉、大枣、桂圆等。

4. 肝肾阴虚证

主症：腰膝酸软，疲乏无力，眩晕耳鸣，失眠多梦，烘热汗出，潮热盗汗，月经不调，遗精早泄，舌红少苔，或有裂纹，脉细数。

治法：滋补肝肾。

方药：知柏地黄丸加减。

情志调摄：宜加强自我修养，培养自己的耐性，可在安静、优雅的环境中练习书法、绘画等。宜欣赏曲调轻柔、舒缓的音乐，如舒伯特的《小夜曲》等。

饮食调摄：宜选用甘凉滋润的食物，如鸭肉、百合、海参、银耳、燕窝等。

5. 肺脾气虚证

主症：胸闷气短，疲乏无力，自汗畏风，易于感冒，食欲不振，腹胀便溏，舌淡，苔白，脉细或弱。

治法：益肺健脾。

方药：玉屏风散加减。

情志调摄：宜清净养藏，祛除杂念，少思少动，不可过度锻炼，应减少重体力劳动。

饮食调摄：宜选用具有益气健脾作用的食物，如大米、小米、莲子、白扁豆、鸡肉、山药等。

6. 脾虚湿阻证

主症：神疲乏力，四肢困重，困倦多寐，食欲不振，腹胀便溏，面色萎黄或㿠白，舌淡苔白腻，脉沉细或缓。

治法：祛湿健脾。

方药：二陈汤加减。

情志调摄：宜清净养藏，祛除杂念，应适度锻炼。

饮食调摄：宜选用具有健脾化湿作用的食物，如莲子、白扁豆、鸡肉、山药、薏苡仁、冬瓜等。

7. 肝郁化火证

主症：头胀头痛，眩晕耳鸣，胸胁胀满，口苦咽干，失眠多梦，急躁易怒，舌红苔黄，脉弦数。

治法：清肝泻火。

方药：丹栀逍遥散加减。

情志调摄：宜乐观开朗，多与他人相处，如心情抑郁不能排解时，要积极寻找原因，及时向朋友倾诉。

饮食调摄：宜选用具有理气解郁作用的食物，如菊花、玫瑰花、茉莉花、大麦、金橘、柑橘、柚子等，少食温燥、辛辣、香浓的食物，如羊肉、韭菜、茴香、辣椒等。

8. 痰热内扰证

主症：心悸心烦，焦虑不安，失眠多梦，便秘，舌红苔黄腻，脉滑数。

治法：清热化痰。

方药：温胆汤加减。

情志调摄：宜稳定情绪，尽量避免烦恼，可选择不同形式的兴趣爱好。宜欣赏悠扬的乐曲，如古筝曲《高山流水》等。

饮食调摄：宜选用甘寒或苦寒的清热化痰食物，如绿豆、黄瓜、苦瓜、西瓜、冬瓜、薏苡仁、赤小豆、藕等。少食用羊肉、动物内脏等肥厚油腻之品。

七、亚健康的中医干预原则

1. 积极开展健康教育，提高全民健康意识。

2. 改变不良生活方式，筑牢五大健康基石。掌握健康技能，努力做到合理膳食、适量运动、心理平衡、充足睡眠和戒烟限酒。

3. 以中医理论为指导进行辨证调摄。在中医学理论的指导下，根据处于亚健康状态者的体质状况及具体不适表现的特征与轻重，予以相应的干预措施，如中药、针灸、推拿按摩、营养素补充剂、保健食品、药膳及传统健身等。

4. 针对个体情况开展心理疏导与行为指导。对于存有精神心理不适，或社会交往困难的亚健康者，可根据具体情况给予心理疏导或认知行为方面的指导。

下篇　治未病的适用人群

第一章　特殊人群治未病

第一节　儿　童

一、小儿的生理病理特点

小儿从出生到成人，始终处于不断的生长发育过程中，小儿无论是在形体、生理方面，还是病理及其他方面，都与成人有着显著的不同。

（一）生理特点

1. 脏腑娇嫩，形气未充

小儿脏腑娇嫩、形气未充，是概括地说明小儿处于生长发育时期，机体脏腑皆成而未全，全而未壮，对病邪侵袭、药物攻伐的抵抗和耐受力都较低。脏腑娇嫩虽是指小儿五脏六腑的形与气不足，但其中尤以肺、脾、肾三脏最为突出，因小儿处于生长发育阶段，对肾气生发、脾气运化、肺气宣发的要求更高。形气未充，表现为五脏六腑的功能状况不够稳定、未曾完善。所以小儿较成年人容易患病。

2. 生机蓬勃，发育迅速

小儿的机体，生机特别旺盛，无论是形态结构方面，还是在生理功能方面，都在不断地迅速发育成长。如小儿的身长、头围、胸围和思维、语言、动作能力等都随着年龄的增加而迅速增长。小儿这种生机蓬勃、发育迅速的生理特点在我国儿科专著《颅囟经》中被称为"纯阳"。"凡孩子3岁以下，呼为纯阳"，"纯"指小儿的元阴元阳未曾耗散，"阳"指小儿的生命活力犹如旭日之初生。

（二）病理特点

1. 发病容易，传变迅速

小儿脏腑娇嫩，形气未充，为"稚阴稚阳"之体，御邪能力弱，抗病能力差，患病之后，传变迅速，病情多变。

小儿发病容易突出表现在肺、脾、肾的不足及心肝有余。肺系疾病是儿科发病率最高的一类疾病。脾系病证的发病率在儿科仅次于肺系病证。另外是肾精失充引起的骨骼疾病，如五迟、五软、解颅等。小儿"心常有余""肝常有余"，临床上易见心惊、肝风等病证。

传变迅速的病理特点主要是指寒热、虚实转化方面较成人迅速，即易寒易热、易虚易实。小儿患病之初，常见邪气呈盛势的实证，但由于其正气未充而易虚，可迅速出现正气被损的虚证或虚实相兼之证。小儿"稚阴未长"，故易见阴伤阳亢，表现为热证；同时由于小儿"稚阳未充"，故易见阳气虚衰，表现为寒证。

2. 脏气清灵，易趋康复

小儿生机蓬勃，脏腑之气清灵，随拨随应，对各种治疗反应灵敏，并且小儿宿疾及情志因素较少，病情相对单纯，因而和成人相比，病情好转及治愈的可能更大。

二、小儿常见疾病的保健方法

（一）伤食积滞

1. 主要临床表现

胃纳呆甚至厌食，腹胀，恶心欲呕，口臭，夜眠不安，大便不调。

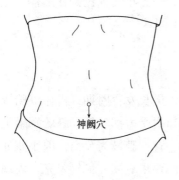

图41 神阙穴

2. 保健要点

（1）外治法

1）常用穴位：神阙穴。

2）定位：正当肚脐中央凹陷处（图41）。

3）操作方法：用40g紫苏煎水，将毛巾在汤内浸泡，拧干趁热敷在腹部，用手顺时针推摩，冷则随换。

（2）推拿疗法

1）取穴及部位：脾土穴、腕阴阳穴、三关穴、六腑穴等。

2）操作方法及要求

①清脾土穴，使患儿掌心向上，医者用指推法，自患儿拇指的近端推向远端，称之为"清脾土"，约300下。

②补脾土穴，先用清脾土穴的方法对患儿进行治疗，接着再用补脾土穴的方法，称之为"先清后补"。食积时，常采用"先清后补"的方法（图42、43）。

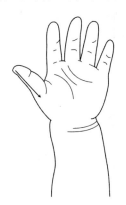
图42　补脾经

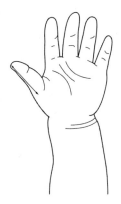
图43　清补脾经

③分推腕阴阳穴约100下（图44）。

④推三关穴约200下。

⑤退六腑穴约300下（图45）。治疗食积退六腑穴的次数要比推三关穴的次数多。

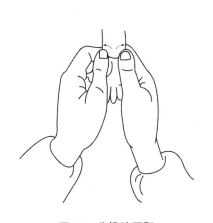
图44　分推腕阴阳

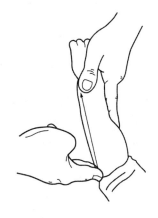
图45　退六腑

（3）饮食疗法

1）推荐食物：炒麦芽、炒山楂、炒神曲、鸡内金、芒果核。

2）食疗举例：炒麦芽20g、炒山楂5g、炒神曲10g，煮水，早晚2次分服。

（二）脾虚厌食

1. 主要临床表现

面色偏黄或偏白，肌肉松软，进食不多也常出现食积，大便多稀溏。

2. 保健要点

（1）外治法

1）常用穴位：足三里穴。

2）定位：外膝眼下四横指，胫骨外侧一寸处为足三里穴。

3）操作方法：用拇指揉法，揉200下，两侧交替，每日2次。可配合的小儿也可用艾条灸法，灸足三里每次15分钟，两侧交替，每日1~2次（图46）。

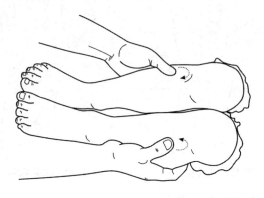

图46　拇指揉法

（2）推拿疗法

1）取穴及部位：脾土穴、腕阴阳穴、三关穴、腹阴阳穴。

2）操作方法及要求

①补脾土穴：补脾土穴有2种方法，一种方法是用指摩法治疗脾土穴，另一种方法是，屈曲患者拇指的指间关节，由拇指桡侧缘的远端推至近端。上述2种补脾土的方法，医者可任选一种，推300下。

②分推腕阴阳穴：使患儿掌心向上，医者用两手的食指、中指、无名指和小指分别从患儿腕部及手部的两侧背面托住患儿之手，以两拇指自患儿腕掌面部横纹的中点同时分推至腕横纹的桡侧及尺侧，约100下。

③推三关穴：约推300下。

④分推腹阴阳穴：使患儿取仰卧位，医者以左右两手的手指（一般用拇指，也可用食指和中指）分别自胸骨下端沿肋弓分推至两侧的腋中线，分推200下（图47）。

（3）捏脊疗法：患儿俯卧，医者两手半握拳，两食指抵于背脊之上，再以两手拇指伸向食指前方，合力夹住背部两侧肌肉并提起，而后食指向前推，拇指向后退，做翻卷动作，两手同时向前移动，从长强穴起一直捏到大椎穴即可，如此反复5次，但捏第3次时，每捏3把，把皮肤提起1次，每日1次，连续6天为1个疗程，休息1天，再进行第2个疗程，也可连续提捏，每天1~2次，作为保健治疗（图48）。但背脊皮肤感染及紫癜病患儿禁用此法。

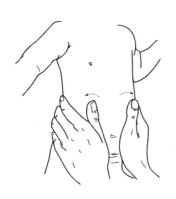

图47　分推腹阴阳

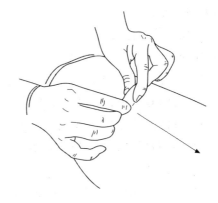

图48　捏脊

（4）饮食疗法

1）推荐食物：淮山药、莲子、炒扁豆、茯苓、北沙参、陈皮。

2）食疗举例

①北沙参12g、肉豆蔻5g、陈皮3g，煲瘦肉200g，每周2~3次服。

②干淮山药20g、莲子（去心）10g、鸡腿1只，煲汤，每周2~3次。

（三）夜寐不宁（心火上炎）

1. 主要临床表现

口舌生疮，心烦不安，易发脾气，夜寐不宁，小便色黄。

2. 保健要点

（1）外治法

1）常用穴位：内关、神门。

2）定位：内关穴位于前臂正中，腕横纹上2寸，在桡侧腕屈肌腱与掌长肌腱之间取穴（图49）。神门穴在腕横纹上，尺侧腕屈肌腱的桡侧凹陷处（图50）。

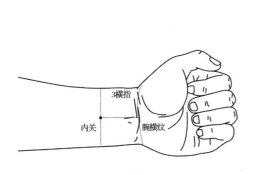

图49　内关穴

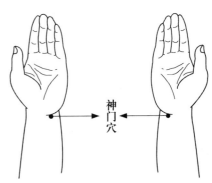

图50　神门穴

3）操作方法：用大拇指按压神门穴和内关穴，两侧交替进行，每次按压10~15分钟。10天为1个疗程。

（2）耳穴疗法

1）常用穴位：神门、心。

2）定位：神门在三角窝后1/3的上部，心在耳甲腔正中凹陷处。

3）操作方法：将王不留行子贴附于医用胶布内侧，用镊子将粘子胶布对准穴位贴上，每穴用拇、食指对捏，以中等力量和速度按压40次，达到使耳郭轻度发热、发痛。每日自行按压3~5次，每次3~5分钟，使之产生酸麻胀痛感。

4）疗程：两耳穴交替贴压，3~5天一换，10天为1个疗程。

（3）推拿疗法

1）揉小天心：用中指端揉30~50次（图51、52）。

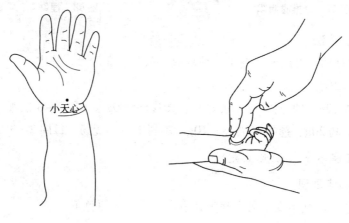

图51　小天心　　　　　　　　　图52　揉小天心

2）清心经：心经位于中指末节罗纹面。用拇指罗纹面着力，从指节方向向指尖方向直推100~300次（图53）。

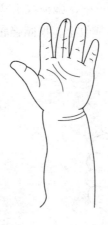

图53　清心经

3）清天河水：天河水位于前臂正中，腕横纹至肘横纹成一直线。用食指、中指指面自腕推向肘，称清天河水，推150~300次（图54）。

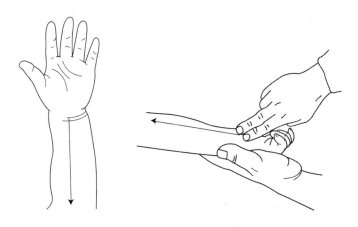

图54 清天河水

（4）饮食疗法：用灯心草3~5扎，或新鲜竹叶心，洗净后煮白粥。

（5）足浴疗法

1）材料：夜交藤30g，合欢花15g，连翘15g。

2）操作方法：将以上药材放入砂锅中，加水煎取1500mL，取药液倒入药桶内，药液平面没踝，水温以37℃为宜，每次30~45分钟，睡前1次。

3）疗程：7天为1个疗程。

4）注意：皮肤破损或皮肤感染者不宜足浴，饭前、饭后30分钟内不宜进行足浴。

（四）便秘（中阳不足）

1. 主要临床表现

面色偏白或偏黄，肢冷畏寒，喜饮温水，大便粒状或大便不干却秘结难解。

2. 保健要点

（1）外治法：吴茱萸敷脐法。

1）处方：丁香3g，广木香3g，吴茱萸4.5g，肉桂1.5g。

2）操作方法及要求：上药研粗末，加粗盐100g，炒温热后装布袋，温度合适后，敷于肚脐，每次30分钟，每日1次。

（2）耳穴压豆

1）常用穴位：便秘点。

2）定位：在三角窝下缘，对耳轮下脚中段上缘。

3）操作方法：将王不留行子贴附于医用胶布内侧，用镊子将粘子胶布对准穴位贴上，每穴用拇、食指对捏，以中等力量和速度按压40次，达到使耳郭轻度发热、发痛。每日自行按压3~5次，每次3~5分钟。

4）疗程：两耳穴交替贴压，3~5天一换，10天为1个疗程。

（3）推拿疗法：补脾经300次（3分钟），推肾水300次（3分钟），清大肠

200 次（2 分钟），推上三关 100 次（1 分钟），摩腹 200 次（2 分钟），捏脊 5 遍，按揉足三里 100 次（2 分钟）。以上推拿手法每天 1 次，5 天为 1 个疗程，治疗 1~2 个疗程。

（五）虚汗过多

1. 主要临床表现

白天动则汗出淋漓，夜眠头汗淋漓，易感冒，面色苍黄。

2. 保健要点

（1）外治法：五倍子敷脐法。操作方法及要求：五倍子、肉桂，比例为 10∶1，研末备用。取中药粉末 30g，用食醋调湿以成形为度，做成一元硬币大小，分别贴在肚脐和左右涌泉穴，外用麝香壮骨膏盖在上面固定。每日 1 次，连续使用 1 周。贴药后若局部皮肤出现水疱和破损等应暂停，结痂后可继续给药。

（2）饮食疗法：泥鳅参芪汤。泥鳅 5 条，人参须 5g，黄芪 10g，生姜 3 片，红枣 5 枚。将泥鳅放清水养 3 日，令其排出污物，洗净后放油锅中煎黄，加水 3 碗，同诸药共煎汤取汁饮服。每周 2~3 剂，连续 5~7 周，可补虚敛汗。

（六）注意力不集中（阴阳失衡）

1. 主要临床表现

注意力分散，易受外界影响，好动或多动，或有不自主小动作，有时表情古怪。

2. 保健要点

（1）外治法：耳穴压豆。

1）选穴：左耳：肝、肾、心、小肠、口、缘中、耳背心、耳背肾。右耳：脾、神门、心、内分泌、枕部、肝、耳背心、耳背肾。

2）操作方法及要求：将王不留行子贴附于医用胶布内侧，用镊子将粘子胶布对准穴位贴上，每穴用拇、食指对捏，以中等力量和速度按压 40 次，使耳郭轻度发热、发痛。每日自行按压 3~5 次，每次 3~5 分钟，使之产生酸麻胀痛感。每周贴 5 天，休息 2 天，两侧耳同时治疗，或每次贴 1 侧耳穴，两耳交替，5 周为 1 个疗程。

（2）足浴法

1）中药沐足组方：补骨脂、当归、红花、首乌、威灵仙、熟地、牛膝、川断、鸡血藤、丹参。

2）操作方法：药液平面没膝，水温以 37℃为宜，每次 15~30 分钟，睡前 1 次。

3）疗程：7 天为 1 个疗程。

注意：皮肤破损或皮肤感染者不宜足浴，饭前、饭后 30 分钟不宜进行足浴。

（七）体虚易感

1. 主要临床表现

无特殊疾病而体弱易感冒，常见于刚刚上幼儿园的小朋友，常伴见面色萎黄，乏力或手足心热，易汗出，纳食差，大便干燥。

2. 保健要点

（1）外治法：佩戴中药香囊法。贴身佩戴"防感中药香囊"（生黄芪、炒苍术、防风、辛夷、白芷、佩兰、藿香、艾叶、桑叶、野菊花、花椒、川芎、桂枝、砂仁、苏叶、桔梗、冰片），夜晚置香囊于枕边睡眠，每30天待香囊中药气变淡后更换，连续使用3个月为1个疗程。

（2）捏脊疗法（见前"脾虚厌食"）。

（3）食疗：芪参鹌鹑汤。黄芪10g，太子参10g，谷芽10g，鹌鹑1只。以上材料处理洗净，加清水6碗，慢火煲1~2小时，喝汤、食肉。

三、儿童健康调理方案

（一）0~3岁儿童日常保健

1. 饮食调养

（1）婴幼儿脾胃功能较薄弱，食物宜细、软、烂、碎，营养均衡。

（2）养成良好饮食习惯，避免偏食、纵儿所好、乳食无度。

2. 起居调摄

（1）婴儿衣着要宽松，不可紧束而妨碍气血流通，影响骨骼发育。婴幼儿衣着应寒温适宜，避免过暖。

（2）婴幼儿要有足够的睡眠，注意逐步形成夜间以睡眠为主、白天以活动为主的作息习惯。

（3）经常带孩子到户外活动，多晒太阳，增强体质，增加对疾病的抵抗力。

（二）4~6岁儿童日常保健

1. 饮食调养

（1）食物品种应多样化，以谷类为主食，同时进食牛奶、鱼、肉、蛋、豆制品、蔬菜、水果等多种食物，注意荤素搭配。

（2）要培养小儿良好的饮食习惯，进餐按时，相对定量，不多吃零食，不挑食，不偏食。培养独立进餐的能力。

2. 起居调摄

（1）养成良好的生活习惯，包括作息规律，定时排便。

（2）根据气温变化，及时增减衣服。遵循古训"四时欲得小儿安，常要一分饥与寒"。

3. 运动保健

（1）保证每天有一定时间的户外活动，接受日光照射，呼吸新鲜空气。

（2）加强锻炼，适当运动，如跳绳、拍球等。

（三）儿童饮食宜忌

1. 大便干结

宜进食绿色蔬菜（芹菜、白菜、萝卜等）、水果（香蕉、苹果、火龙果等）、粗粮（玉米、燕麦等）。忌食香燥、煎炸、辛辣、油腻食品。

2. 腹泻

宜进食薏苡仁、山药等。忌食生冷、油腻食品。

3. 食欲不振

宜进食扁豆、莲子、山楂等。忌食寒凉、煎炸、甜腻食品。

第二节　老年人

世界卫生组织近年来通过对全球人体素质和平均寿命进行测定，将年龄段的划分标准作出新的规定，老年应指 60 岁以上的人群。该规定将 60 ~ 74 岁定为年轻老年人，75 ~ 89 岁定为老年人，90 岁以上定为长寿老人。

随着我国人民生活水平的提高，人的寿命也在延长，近 10 年，我国老年人口所占的比例逐年上升，许多城市已进入老龄化社会。全国老龄工作委员会办公室 2006 年 2 月 23 日发布的《中国人口老龄化发展趋势预测研究报告》指出，中国 1999 年进入了老龄社会，目前是世界上老年人口最多的国家，占全球老年人口总量的 1/5。目前中国人口已经进入快速老龄化阶段，65 岁以上老年人口占总人口的比例从 7% 提升到 14%，且将长时间保持很高的递增速度。因此，开展对老年人常见疾病的预防具有深远的意义。

一、养生的积极意义

养生文化源于中国古代，但与现代医学科学发展有惊人的一致。首先，养生保健活动都是围绕"健康长寿"进行的。其次，养生的基本思想是强身防病，防微杜渐治未病，在整体观念及辨证思想的指导下去把握生命和健康。第三，养生重视社会心理因素，把人类、社会和环境有机地联系在一起，正确地认识人类的生命活动和积极地预防疾病，达到强身防病、益寿延年的目的。因此，可以说养生是古为今用的典范。进入 21 世纪，人类疾病谱发生了极大变化，"慢性非传染性疾病"日益增多，人们对"未病先防"的认识也越来越深刻。中国的养生文化特别注重社会心理变化对人体的影响，着眼于提高人们的心身健康。《素问·著至教论》指出："上知天文，下知地理，中知人事，可以长久。"现代医学模式已从传统的"生物医学模式"向"生物－心理－社会医学模式"转变，这与中国养生文化的主张不谋而合，养生重视社会、心理对人的影响，并采取积极主动的方法，使人类与自然环境、社会环境处于更加协调的状态，因此，养生对现代社会有重要的意义。养生文化提出的"形神共养，天人相应，顺应自然，协调阴阳，节欲保精，畅通经络，协调脏腑，饮食调养，谨慎起居，益气调息，和于术数，动静适宜"基本原则已被现代医学科学证明。

老年人是否能够幸福健康地安度晚年是一大社会问题，因此，重视养生保健对老年人的幸福生活有极大意义。养生对中年人也十分有价值，中年人肩负着生活和工作两副担子，面临很多健康危机。中医认为盛极则衰，"四八，筋骨隆盛，肌肉满壮；五八，肾气衰，发堕齿槁"（《素问·上古天真论》），"年四十而阴气自半也，起居衰矣"（《素问·阴阳应象大论》），说明中年人应注重中年养生，特别是随着中年人社会负担的加重，如何采用适宜的养生保健方法，提高其体质，延缓衰老，这已是十分紧迫的问题。青年人懂得养生，就要从现在做起，避免致病的危险因素，坚持科学的生活方式，使生活更加幸福和美好。可以说养生知识的普及不仅关系到人类的健康，而且与社会的进步息息相关。人的生老病死尽管是不可抗拒的自然规律，但如何适应环境、抵抗疾病、求得健康与长寿，是古往今来的美好愿望，也是养生保健的目的所在。故养生文化的普及对现代人有积极意义。

二、健康老年人的标准

1982年中华医学会老年医学分会制定了我国健康老年人的标准，1995年依据医学模式从生物医学模式向生物－心理－社会医学模式转变的要求，又对这一标准进行了补充修订。具体标准如下：

躯干无明显畸形，无明显驼背等不良体型，骨关节活动基本正常。

神经系统无病变，如偏瘫、老年痴呆及其他神经疾患，系统检查基本正常。

心脏基本正常，无高血压、冠心病（心绞痛、冠状动脉供血不足、陈旧性心肌梗死等）及其他器质性心脏病。

无明显肺部疾病，无明显肺功能不全。

无肝、肾疾病，无内分泌代谢疾病、恶性肿瘤及影响生活功能的严重器质性疾病。

有一定的视听功能。

无精神障碍，性格健全，情绪稳定。

能恰当地对待家庭和社会交往能力。

能适应环境，具有一定的社会交往能力。

具有一定的学习、记忆力。

从上面的标准不难看出，一位健康的老人不仅要有健康的躯体，而且要有健康的心理。

三、老年人的主要生理病理特点

根据古代中医文献记载和现代实验研究及临床实践观察，老年人具有以下两方面的生理病理特点：

1. 肾精亏虚，脏腑由盛转衰

中医学中的"精"是指构成人体和维持人体生长发育及各种功能活动的基本物质。人的一生，经历生、长、状、老、已，都与肾中精气的盛衰密切相关。由于生物的自然生存规律，人到老年，随着年龄的增长，肾中精气逐渐减少，因此人的各项生理机能逐渐衰退，各系统器官功能逐渐退化，表现为皮肤老化，头发脱落、斑白，牙齿脱落，视觉和听觉能力下降，脑细胞数量减少，进而脑功能下降，智力衰退，内脏器官功能明显降低，性功能逐渐减退，其他各系统和器官也普遍衰老，功能下降。

由于生理功能衰退，抵御体外致病因素的能力下降，易患各种疾病。因此，减少肾中精气的损耗、补肾益精是老年人养生保健的重要原则。

2. 气血运行不畅

人到老年，各脏腑功能逐渐减退，气血衰弱，运行不畅，这是老年病的一大特点。从临床看，许多老年人或多或少患有某些慢性病，也多是由于气血衰弱、瘀血阻络所致。因此，调和气血是老年人养生保健的重要原则。

四、老年人常见疾病

我国老年人常见疾病有：老年痴呆、老年性精神病、脑动脉硬化以及脑卒中、高血压病、糖尿病、恶性肿瘤、痛风、震颤麻痹、老年性慢性支气管炎、肺气肿、肺源性心脏病、老年性骨质疏松、老年性白内障、老年性皮肤瘙痒症、老年肺炎、高脂血症、颈椎病、前列腺增生等。

五、如何使老年人更健康

（一）合理饮食，保持良好膳食习惯

饮食是人体后天之本，是摄取营养，维持机体生命活动，完成各种生理功能必不可少的物质，"民以食为天"，没有饮食，人无法生存，饮食结构不合理，人的健康也会受到影响。

老年人大多脾胃虚弱，运化无力，机体的消化和吸收功能比年轻时要差。因此，合理饮食对于老年人来说具有重要意义。老年人应该坚持以下几项饮食原则：

1. 忌暴饮暴食

老年人消化功能减退，解毒能力低下，血管弹性变弱，不少人动脉硬化，尤其不能承受暴饮暴食所带来的危害，否则会给肠胃加重负担，引起消化不良，容易发生心绞痛或诱发心肌梗死。所以在进餐时，宜细嚼慢咽，这既有助于食物消化吸收，又可避免引起噎呛。

2. 忌过食

一般老年人，吃得太多使摄入的热量超过人体的需要，就易肥胖。食物在胃肠中存留时间太长，会造成消化不良。同时，还会使膈肌的活动受限，引起呼吸困难，增加心脏负担，可能出现心绞痛之类的症状，还会加重肝脏和胰脾的负担。因此，老年人一定要节制饮食。

3. 忌随意饮食

人到老年各种功能日益减退，消化代谢也如此。因此，营养上需要特殊补充，不要随意饮食。首先要控制碳水化合物的摄入量，米、面要比一般成人少食些。其次，脂肪对心脏、肝脏不利，所以也要少食。另外，要补充蛋白质和维生素，多吃豆类、乳类、鱼类和瘦肉等食物。要多吃含铁丰富的油菜、西红柿、桃、杏，以及含维生素、纤维多的绿叶蔬菜，并且要尽量多喝水，因为喝水太少会使血液黏稠度增加，容易形成血栓，诱发心、脑血管病变，影响肾的排泄功能。

4. 忌冷食、冷饮

炎热的夏季，适量喝些冷饮、吃些冷食，有助于防暑降温和改善食欲。然而，由于老年人胃肠黏膜已经发生退行性变化，胃酸及各种消化酶的分泌逐步减少，使消化功能下降，如经常吃冷饮冷食，可引起胃黏膜血管收缩，胃液分泌减少，导致心肌缺血缺氧和消化不良。低温还可引起心脏冠状动脉痉挛，导致心肌缺血缺氧，可诱发心绞痛、心律不齐。夏季还宜少量多次喝些淡盐水或含盐饮料，以防中暑。老年人要根据自己的情况少吃或不吃冷饮、冷食。

5. 忌偏食

老年人由于食欲不好，饮食有偏嗜，喜欢吃某一种食物，这是应该纠正的。因为食物有五味，偏食则对身体有害。饮食的品种要多样化和合理搭配，做到五味调和，满足人体对多种营养的需要。

6. 忌口味太重

老年人舌部的味蕾部分萎缩退化，味觉神经也比较迟钝，胃口欠佳，喜欢吃些浓汤厚味来刺激食欲。这对患有慢性疾病的老年人不利，食物宜清淡，忌咸、忌油腻。

7. 忌食物过烫

由于食管前方紧靠左心房，吞咽高温饮食后立即影响心率，还有可能引起心律失常。另外，长期饮食过烫，还易诱发食管癌。

8. 忌饮浓茶

因为茶叶中含有大量的咖啡因，饮后令人兴奋，难以入寐。茶叶中含有大量的鞣酸，可与食物中的蛋白质结合，形成块状的鞣酸蛋白，不易消化，甚至可产生便秘。长期饮浓茶还会造成维生素 B_1 的缺乏及铁的吸收不足。另外，饮茶要适量，如饭前多饮，会冲淡胃酸，影响消化。最好在饭后 20 分钟左右饮些淡茶，有助于消化，解油腻，清理肠胃。

（二）注意心理平衡，保持良好的心态

中医学认为，人的精神情志活动是五脏功能的外在表现，不同的精神情志会对健康造成不同的影响。情志舒畅，精神愉快，气机通畅，气血调和，脏腑功能协调，则正气旺盛，体质平和，内可抵御七情、饮食之伤，外可防六淫之害。反之，情志不遂，脏腑气机、阴阳气血失和，就会引起多种疾病。

老年人想要保持精神愉悦，乐观开朗，应该做到以下"三忘"：

1. 忘老

老年人随着年龄的增长而出现一些生理上的变化，是不可抗拒的客观规律，老人应该忘却由于生理年龄和体力减退所带来的心理障碍和意志消沉，而继续保持进取精神和青春活力，这就是传统养生法中强调的"意念青春"的精髓所在。

2. 忘病

忘病不等于不积极去诊病、治病，而是不要被疾病所吓倒，更不能丧失战胜疾病的意志和决心。现代医学研究证明，直接或间接的社会、精神、心理因素有关的疾病几乎占到80％以上。然而，奇迹只可能发生在那些精神上没有被疾病所压垮的老人身上。

3. 忘忧

人在生活、工作、家庭的各种活动和所处关系中，难免会出现各种矛盾，遇到各种困难和挫折。但是，只要老人在精神上成熟，就会超脱这些伤害，善于把伤害变成一次性损伤，否则，它就会从心理上继续伤害老年人。

（三）适量运动，加强体育锻炼

老年人健身运动，必须掌握适宜的运动强度，进行科学的运动处方指导下的体育锻炼。所谓运动处方，其完整概念可以概括为：根据医学检查资料，按其健康、体力以及心血管功能状况，结合生活环境条件和运动爱好等个人特点，用处方的形式规定适当的运动种类、时间和频率，并应指出运动中的注意事项，以便有计划地进行经常性锻炼，达到健身或治病的目的。

由于年迈体衰多病，老年人健身运动的起点强度应以轻度活动即低能量运动为主，至于剧烈运动应列为禁忌。

适合老年人的运动方式：由于生理心理文化素质各异，老年人健身运动类型应灵活多样，注重康乐。打太极、扭秧歌、跳老年迪斯科、打门球、做体操均可。步行也是很好的锻炼方式。根据瑞典科学家的研究，70岁以上老人坚持每天步行30分钟者，在男性对骨盐含量、肺功能和上楼梯能力，在女性对肌力和上楼梯速度方面，都有明显好处。

另外，运动锻炼还要讲究科学性。一些常规的运动习惯不一定科学。比如人们习惯于清晨运动，但是清晨冠状动脉张力高，交感神经兴奋性比较高，无痛性心肌缺血、心绞痛、急性心肌梗死以及猝死也多发生在早晨6时至中午12时，因此应尽量选择下午或晚上活动。如在清晨健身，运动量应尽量小一些。中国有句古话，"饭后百步走，活到九十九"。事实上，饭后百步走并不科学，宜慎重行事。饭后特别是饱餐后对于有心血管疾病者是一种负荷，对老年人更是如此。

维持体力活动的保健效果有赖于坚持健身。一般停练几周以后这种效果就逐渐消失了，因此必须坚持锻炼，至于在酷暑严寒季节，可以暂时停练。

（四）起居有常，顺应自然

中医学认为，人与其赖以生存的自然环境是密不可分的整体。人体的生命活动随着年节律、季节律、月节律、昼夜节律等自然规律而发生相应的生理变化。人的生命活动都是遵循着一定周期或节律展开的。如人的情绪、体力、智力等都有一定盛衰变化周期。《灵枢·本神》强调："故智者之养生也，必顺四时而适寒暑，和喜怒而安居处，节阴阳而调刚柔，如是则僻邪不至，长生久视。"这是告诉我们只有顺从人体的生物钟调理起居，有规律地生活，合理安排学习、工作、睡眠、休息，养成良好的起居习惯。顺应四时，悉心调护，才能增进健康，延年益寿。

清代著名医学家张隐庵说："起居有常，养其神也，不妄作劳，养其精也。"起居规律，能保养神气，使人体精力充沛，生命力旺盛。否则，起居失调，恣意妄行，逆于生乐，以酒为浆，以妄为常，就会导致脏腑功能损害，精神不振，适应能力减退，体质下降，早衰或产生疾病，对年老体弱者危害更甚。故《素问·上古天真论》说："起居无节，故半百而衰也。"

现代医学也认为，有规律的生活作息能使大脑皮层在机体内的调节活动形成有节律的条件反射系统。巴甫洛夫通过大量的实验证实，有规律的生活起居，能使人体建立各种定时的条件反射，使机体各系统处在最佳的状态。例如，定时就餐可使消化液的分泌、胃肠道平滑肌的蠕动等都能在条件反射的动力定型中达到最理想的程度。相反，长期作息不规律，经常熬夜，睡眠不足，会导致免疫功能失调，体质下降。现今有些人起居作息无规律，饮食劳作无定时，常使人体生物钟节律紊乱，导致或诱发各种疾病，如失眠、便秘、肠胃病、心脑血管病、神经衰弱、颈椎病，甚至猝死等。

人越到老年，生物钟节律越固定，顺应性越差。我们经常能见到一些自认为健康的老人，旅游劳累后猝发心肌梗死或猝死；而一些体弱多病者，因生活规律，反而会有颐养天年之福。因此，老年人更应作息规律，做到"起居有常，不妄作劳"，才能提高人体的适应能力，使气血调畅，营卫通达，从而预防疾病，增强体质，延缓衰老。

六、老年人常见症状的保健方法

（一）腰腿痛

1. 临床表现

主要为腰腿部疼痛，或以腰酸腿软为特点，每遇阴雨天或腰部感寒后加剧，喜揉喜按，体倦乏力。

2. 保健要点

（1）体穴疗法

1）常用穴位：委中、犊鼻。

2）定位：委中穴在腘横纹中点，当股二头肌腱与半腱肌腱的中间。犊鼻穴位于髌骨与髌韧带外侧凹陷中。正坐屈膝位，在髌骨下方，髌韧带外侧凹陷处取穴。

3）操作方法：可以用拇指点按双侧委中，点按的力量要适中。如此反复 5~10 次，10 天 1 个疗程。患者也可自行按压。

（2）体育康复法：八段锦的双手托天理三焦和左右开弓似射雕，以及太极拳、五禽戏均可使腰腿的筋骨得到缓和而充分活动。体力较差者可练简化太极拳，如体力条件较好可练四十八式太极拳、五禽戏。

（3）药物外敷法：可用伸筋草、川断煎汤，取汁，用毛巾在腰部湿敷，每次 20 分钟，每日 2 次。如有腰痛以酸软为主，喜按喜揉，劳动后加重者，可用肉桂、生姜炒至热后以绢包裹熨痛处，冷后再炒热敷。

（4）饮食疗法

1）芝麻核桃粥：核桃仁（碾碎）、芝麻少许，大米适量，将核桃、芝麻、大米一起入锅加清水适量煮粥，煮熟即成。

2）枸杞羊肾粥：羊肾一个，枸杞子、大米适量，将羊肾、枸杞子、大米一起入锅加清水适量煮粥，煮熟即成。

以上两粥均具有补肾作用。

（5）足浴疗法

1）药物：补骨脂、威灵仙，如有遇寒后腰痛加重，可加肉桂、川椒。

2）操作方法：将所有药物加水煎取 3000mL，取药液置入药桶内，药液平面没膝，水温以 40℃ 为宜，每次 30~45 分钟，以全身微微汗出为佳，每日 1~2 次。

3）疗程：30 天为 1 个疗程。

4）注意：患严重心力衰竭、心肌梗死、有出血风险、皮肤破损或皮肤感染者不宜足浴，饭前、饭后 30 分钟不宜进行足浴。

（二）失眠

1. 临床表现

表现为入睡困难，易醒，醒后不能再睡，严重者数日彻夜不睡。

2. 保健要点

（1）体穴疗法

1）常用穴位：内关、神门。

2）定位：内关穴位于前臂正中，腕横纹上 2 寸，在桡侧腕屈肌腱同掌长肌腱之间取穴。神门穴在腕部，腕掌侧横纹尺侧端，尺侧腕屈肌腱的桡侧凹陷处。

3）操作方法：用大拇指按压神门穴和内关穴，两侧交替进行，每次按压 10 ~ 15 分钟，10 天为 1 个疗程。

（2）耳穴疗法

1）常用穴位：神门、心。

2）定位：神门在三角窝后 1/3 的上部，心在耳甲腔正中凹陷处。

3）操作方法：将王不留行子贴于神门及心穴上，用胶布固定，每穴用拇、食指对捏，以中等力量和速度按压 40 次，达到使耳郭轻度发热、发痛。每日自行按压 3 ~ 5 次，每次 3 ~ 5 分钟，使之产生酸麻胀痛感。

4）疗程：两耳穴交替贴压，3 ~ 5 天一换，10 天为 1 个疗程。

（3）推拿疗法：每日晨起或临睡时，两手十指自然分开，屈指成龙爪状，以指代梳，自前额发际梳起，经前额、头顶、脑后，由前往后，再由后往前，循环往复，轻重适当，计数 16 次为宜。同时，可配以点按太阳、上星、百会、四神聪、神庭、头维、风府、哑门、风池等穴位。

（4）饮食疗法

1）酸枣仁粥：酸枣仁、大米适量，将酸枣仁、大米一起入锅加清水适量煮粥，煮熟即成。本粥具有安神养心的作用。

2）百合杏仁粥：百合、杏仁、大米适量，将百合、杏仁、大米一起入锅加清水适量煮粥，煮熟即成。

（5）足浴疗法

1）材料：首乌藤、合欢花。

2）操作方法：将以上药材放入锅中，加水煎煮，取药液倒入药桶内，药液平面没膝，水温以 40℃为宜，每次 30 分钟，以全身微微出汗为佳，日 1 ~ 2 次。

3）疗程：30 天为 1 个疗程。

4）注意：患严重心力衰竭、心肌梗死、有出血风险、皮肤破损或皮肤感染者不宜足浴，饭前、饭后 30 分钟不宜进行足浴。

（三）便秘

1. 临床表现

大便干结，排便周期延长；或周期不长，但粪质干结、排出困难；或粪质不硬，虽有便意，但排出不畅。

2. 保健要点

（1）体穴疗法

1）主穴：天枢、足三里。

2）定位：天枢穴在腹中部，平脐中，距脐中 2 寸。足三里在外膝眼下三寸，胫骨外侧约一横指处。

3）操作：用大拇指或中指按压以上穴位，两侧可同时进行。

4）疗程：每次按压 10 ~ 15 分钟，每日 2 次，10 天为 1 个疗程。

（2）耳穴疗法

1）主穴：便秘点。

2）定位：在三角窝下缘，对耳轮下脚中段上缘。

3）操作方法：将王不留行子贴于便秘穴上，用胶布固定，每穴用拇、食指对捏，以中等力量和速度按压 40 次，使耳郭轻度发热、发痛。贴子后，嘱患者每日自行按压 3 ~ 5 次，每次 3 ~ 5 分钟，使之产生酸麻胀痛感。

4）疗程：两耳穴交替贴压，3 ~ 5 天一换，10 天为 1 个疗程。

（3）饮食疗法

1）菠菜饮：以菠菜取自然汁冲饮之，常服可以治疗便秘。

2）麻苏粥：麻子仁、苏子两味研烂，水滤取汁，与大米一起煮粥。

（4）推拿治疗：摩腹助运，自左上腹开始顺时针摩腹。推按降结肠，若在左下腹部摸到粪块，可向下方用力推按，若能听到肠鸣音为最佳。直擦腰骶，在腰骶部做上下的快速擦动以温阳助运，促进粪块排出。腹宜常摸防百病，顺逆各转三十六，力度适中宜肠胃，早晚坚持便秘除。

（四）健忘

1. 临床表现

记忆力减退，遇事善忘，耳鸣，腰膝酸软，头重头晕，失眠多梦。

2. 保健要点

（1）体穴疗法

1）常用穴位：百会、四神聪。

2）定位：百会穴在头部，后发际正中直上 7 寸。四神聪在头顶部，百会穴前后左右各 1 寸，共 4 穴。

3）操作：采用大拇指或中指依次按压以上穴位，两侧可同时进行。

4）疗程：每次 20 分钟以上，每天或隔天治疗 1 次，10 次为 1 个疗程，疗程间隔 1 周。

（2）推拿疗法：患者取仰卧位，医生将两手掌按于两耳，两手置于后枕部。医生手掌轻轻用力，按压患者两耳，然后用手指轻弹枕后持续数次，然后两掌放松，每天 1 次。做坐式八段锦的"两手抱昆仑，左右敲玉枕"。

（3）饮食疗法：如有耳鸣耳聋，腰膝酸软，可选用天冬玄参炖猪肝。将天冬、玄参、猪肝洗净煮汤，本汤具有滋肾养阴的作用。

（五）耳鸣

1. 临床表现

自觉耳内鸣响，如闻蝉声，或如闻潮声，或如雷鸣，难以忍受，可伴有听力减退，腰膝酸软，夜尿频多，手脚怕冷。

2. 穴位疗法

（1）体穴疗法

1）主穴：听宫、太溪。

2）定位：耳屏前，下颌骨髁状突的后缘，张口时呈凹陷处。太溪位于足内侧，内踝后方，当内踝尖与跟腱之间的凹陷处。

3）操作方法：用大拇指或中指依次按压以上穴位，两侧可同时进行，每次按压30次，每天2次。

4）疗程：每日或间日1次，10次为1个疗程，疗程间隔3~5天。

（2）耳穴疗法

1）选穴：耳。

2）定位：在屏上切迹前方近耳轮部。

3）方法：将王不留行子贴于耳穴上，用胶布固定，每穴用拇、食指对捏，以中等力量和速度按压40次，使耳郭轻度发热、发痛。

4）疗程：两耳穴交替贴压，3~5天一换，10天为1个疗程。

（3）饮食疗法：补中益气粥。将炙黄芪、炒白术、党参、熟地、大米一起入锅加清水适量煮粥，煮熟即成。本粥具有益气养阴补肾的作用。

（4）推拿疗法：通常以自我推拿为主，可揉按听宫，即两手食指在听宫处揉按，并以中指叠加其上，以感到耳内有隆隆声为宜。吸气时向后上揉按，呼气时向下揉按，连做8次。做坐式八段锦的"两手抱昆仑，左右敲玉枕"。

（六）尿频

1. 临床表现

夜尿频多，遗尿或小便频数不能自禁，咳嗽或谈笑时出现小便失禁，腰膝酸软。

2. 保健要点

（1）体穴疗法

1）主穴：中极、肾俞。

2）定位：中极位于下腹部，前正中线上，当脐中下4寸。肾俞位于第2腰椎棘突下，旁开1.5寸。

3）操作方法：用大拇指或中指按压以上穴位，两侧可同时进行。

4）疗程：每次按压10~15分钟，每日2次，10天为1个疗程。

（2）耳穴疗法

1）选穴：肾穴。

2）定位：位于对耳轮上下脚分叉处下方。

3）操作方法：将王不留行子贴于肾穴上，用胶布固定，每穴用拇、食指对捏，以中等力量和速度按压 40 次，使耳郭轻度发热、发痛。贴子后，嘱患者每日自行按压 3~5 次，每次 3~5 分钟，使之产生酸麻胀痛感。

4）疗程：两耳穴交替贴压，3~5 天一换，10 天为 1 个疗程。

（3）推拿疗法：摩擦腰肾，以两手平掌的鱼际、掌根，或两手虚拳的拳眼、拳背着力，同时做上下左右摩擦两侧腰骶部。每次 15 分钟，每天 2 次，10 天为 1 个疗程。

（4）饮食疗法：巴戟鸡肠汤。将鸡肠剪开洗净，加清水适量与巴戟天同煎至一碗，用食盐调味，饮汤食鸡肠，每日分 2 次服用。

（5）体育康复法：主要适用于正虚体弱者，本法可扶助正气，增强体质。做坐式八段锦的"闭气搓手热，背后摩精门。尽此一口气，意想体氤氲。左右辘轳转，两脚放舒伸。翻掌向上托，弯腰攀足频"。

第三节　更年期人群

更年期是指生育期到老年期的过渡阶段。

一、更年期的中医机制

1. 肾、天癸、任脉、太冲脉虚竭

《素问·上古天真论》认为，女子"七七，任脉虚，太冲脉衰少，天癸竭，地道不通，故形坏而无子也"。任脉在人体前面正中线走行，进入会阴部，与子宫的生长发育有关；太冲脉与月经的发生有关；天癸是促进女性生殖器官发育和保证月经按月来潮的物质基础。这句话的意思是说女人到了七七四十九岁时，生殖器官开始衰退，也就不能再生育了。可见，中医认为女人的更年期是在 49 岁左右，这与目前大多数女性的更年期相吻合。过去常将更年期与围绝经期视为同义词。1994 年，世界卫生组织在关于"20 世纪 90 年代绝经研究进展"的会议上提出了围绝经期的新定义：40 岁以后任何时期开始出现月经不规律，体内生殖激素浓度出现相应的改变，直至月经停止后 1 年内，这段时间称为围绝经期。该会还建议停用"更年期"这一名词，因为其定义欠明确。不过，大家对更年期一词已经耳熟能详，还是称为更年期为好。更年期的年龄因人而异，有的刚到 40 岁就进入更年期了，有的过了 55 岁月经还按时来潮呢，可见个体差异是很大的。更年期是从生育期到非生育期之间的过渡时期。在此期间内，月经从一向规律转变为不规律，如周期延长或缩短，

月经期缩短或淋沥不止，月经量增多或减少，即标志着绝经过渡期的开始。仅少数妇女可不经过这一过渡期而突然绝经。在这一过渡期内，卵巢的排卵功能已逐渐衰退。随后卵巢内卵泡用尽，或剩余卵泡不再发育及分泌雌激素，子宫内膜不再生长增厚，月经便不再来潮。

《素问·上古天真论》认为，男子"七八，肝气衰，筋不能动。八八，天癸竭，精少，肾脏衰，形体皆极"。肾贮藏着主管生殖的精气，天癸是主宰生长、发育和生殖的一类物质，肾与肝在五行上是相生的，即肾水生肝木。如果肾中精气虚损了，肝中精气也跟着虚损。肝与人体的筋相联系，若肝气衰少，筋骨就会活动不灵活。肝和肾的精气都虚衰了，身体就容易疲劳。可见，中医将男性的更年期界定为 56 岁左右，这与男性生殖功能的衰退情况是吻合的。

2. 七情内伤

张子和认为，妇人经血终于七七之数，数外暴下。其亦因暴喜、暴怒、忧结惊恐之致然也。

3. 体质因素

吴谦盖以人之形有厚薄，气有盛衰，脏有寒热，所受之邪，每从其人之脏气而化，故生病各异也。是以或从虚化，或从实化，或从寒化，或从热化。

二、更年期综合征的成因

血液中雌激素或雄激素水平显著降低或缺乏所引起的雌激素或雄激素靶器官生理功能紊乱，是更年期综合征的主要成因，但社会、心理因素也不容忽视。

更年期处在人生的一个复杂矛盾过程中，人们情绪波动往往较大。这是生理上和心理上出现显著变化的时期，体质由盛趋衰，生理功能开始下降，精力随之减退。然而，此期又恰好是社会工作、家务劳动和经济负担等较重的时期。再加上子女教育、就业和成家等问题，甚或遇到家庭纠纷、亲友伤亡等刺激，极容易产生心理矛盾冲突，表现出伤感、焦虑和紧张情绪，开始感到上了年纪和力不从心。这些不良情绪和感受反过来可以引起或加重生理上的变化。现代医学认为，情绪障碍可以加重或诱发躯体障碍和疼痛，比如长期焦虑不安的人，胃黏膜呈苍白色，胃蠕动减弱，胃酸水平降低，表现为食欲缺乏等症状。这与中医学在七情所伤中的"思虑伤脾"理论是一致的。

更年期综合征与自然、社会环境均有一定的关系。根据中医学"天人合一"理论，保持环境温度恒定对预防或减少更年期综合征是有益的。有学者报道，更年期综合征"一般农村者少而城市者多"，说明城市噪音等环境因素对处在更年期的人们有促发症状的作用，当然，社会因素对人的心理变化亦有直接影响。

三、更年期综合征的表现

1. 女性更年期综合征

女人为什么有婀娜多姿的身材？为什么有细腻的嗓音？为什么有温柔的个性？为什么有区别于男人的生殖器官和月经来潮？这些都是雌激素的功劳。雌激素由卵巢分泌，经过血液循环运送至全身各个器官，可以说心、脑、肝、肾、子宫、外生殖器官，它都无所不至，这些器官无不受其"恩惠"。可是到了更年期，卵巢功能衰退了，血液中雌激素水平越来越少了，雌激素对各个器官的影响越来越小了，于是有些器官就适应不了这种变化，纷纷闹起了毛病。比如子宫，子宫内膜不再周期性增殖和脱落，于是月经周期就变得不规律，月经量时多时少，直至完全停止。

对于自主神经系统来说，会出现一些失调的表现，最明显的反应是出现面色潮红和出汗等"升火"的表现，多在烦恼、生气、紧张、兴奋、激动时发生。发作一般比较突然，患者自觉有一股热气自胸部向颈部、脸部上冲，继之出现局部发红、出汗现象，也有少数表现为怕冷、面色苍白。每次发作一般持续几秒到几分钟不等，有的几天发作一次，有的一天发作几次。严重者可影响工作、学习、睡眠和身心健康。在症状表现上，容易出现心慌气急，喉头发急，甚至出现叹气样呼吸，有时也可出现心律不齐、心动过速或过缓。这些症状每与情绪有关，而与体力活动无关，有时与面色潮红、出汗同时发生。还可见血压改变，收缩压升高，舒张压不高，并且波动十分明显，多数与面部潮红、多汗同时发生。血压升高时可出现头昏、头痛、两眼发胀、胸闷、心慌等现象。有的还会出现感觉异常。常见有走路漂浮感、醉感，登高有眩晕或恐惧感。有时皮肤出现感觉异常，如蚂蚁走动的感觉或瘙痒的感觉。还有不少人表现为咽部异物感，即梅核气，咽喉部好像有异物堵塞，吞之不下，吐之不出，查无体征，久治无效，与精神状态有关，实质是自主神经功能紊乱所致的咽喉部肌肉收缩异常。

少数人还可能有嗅觉、味觉、听觉异常，也有人出现神经精神症状，一种表现为精神抑郁、失眠多梦、情绪低落、表情淡漠、注意力不集中、丢三落四，或无缘无故地惊恐不安，胆小怕事，疑神疑鬼，无病呻吟等；另一种表现为精神兴奋，情绪不稳定，易烦躁，敏感多疑，喜怒无常，常为一些小事而大吵大闹，争斗不休，哭笑无常，甚至神志错乱，伤人毁物。少数人出现心理改变，常有孤独、空虚、寂寞感，或疑病感、濒死感，或自暴自弃，自责自罪，或疑神疑鬼，终日忐忑不安。

2. 男性更年期综合征

男性健壮的肌肉，刚毅、豪爽的性格，男性生殖器官的发育和第二性征的出现，都是雄激素的功劳。雄激素的主要成分是睾酮，在垂体分泌的促性腺激素及下丘脑分泌的促性腺激素释放激素的调控下，它由睾丸分泌，然后由血液循环运送至全身各个器官，男性的各个器官无不受其滋润。若睾酮分泌减少，可使睾丸、垂体、下丘脑之间的制约关系有所改变，但大多数人可通过中枢神经的调节代偿来适应这些生理上的变化，所以他们大都能安稳地度过更年期而毫无自觉症状。可是，有些人则不然，他们的调节和适应力较差，于是就出现了这样那样的临床症状。首先是神经精神症状，包括易于忧虑、易疲劳、无力、烦躁不安、神经过敏、失眠等。严重者好像精神病发作，即所谓更年期精神病。其次是血管运动性症状，夜里感到全身发热，甚至出现踢棉被的现象，这可能是自主神经系统功能紊乱引起的。此外，还可能会有一种莫名其妙的头痛和心悸。头痛局限于前头或头顶部，阴雨天气则头痛加剧。有些人眼前会出现小黑点，也有人会觉得四肢发凉。这时性功能会出现减退，表现为阳痿、性欲淡漠或是无性欲。

四、更年期综合征的应对措施

1. 情志调节

更年期是每个人都必须走过的生命历程，谁也避免不了。为什么有的人更年期的症状重，有的人更年期症状轻微甚至没有。这不仅与体质差异有关，还与更年期的保健措施有关。既然避免不了，就要坦然面对，因此，调节心情很重要。首先要胸怀开阔，不计较家庭中的琐事，对子女也要多谦让，对工作中不顺心的事，要宽以待人、严于律己。实在别扭的事，要开诚布公地和对方多谈，和知心朋友多讲，达到和解，心情舒畅。其次，要保持情绪平静。这需要有一定的修养来稳定情绪。不要说"江山易改，禀性难移"，性格是可以改变的，当然要靠自己的努力和别人的帮助，避免过度伤感悲哀、生闷气或激烈争辩等。可通过运动、欣赏音乐、转移注意力等方式自我调节情绪。

2. 饮食起居调节和运动锻炼

更年期由于生理功能紊乱，各器官系统的功能也相应减退。因此，要饮食有节，合理营养，起居如常，加强锻炼，增强体质。应摄入质优量足的蛋白质，摄入适量的维生素 A、维生素 E、维生素 D，食物应多样化，以谷类为主，粗细搭配，多吃新鲜蔬菜和水果，食物宜低脂、低糖、低盐、高钙，合理安排早、中、晚三餐，少食烧烤食品和腌制食品。更年期妇女尿钙排出增多，肠吸收钙的能力随着年龄增长而降低，当摄入钙不足时，即从骨骼中释放钙以保持血钙稳定。所以，应首选含钙丰富的食品，如牛奶、牛肉、香菇等；其次是豆制品、海产品、蔬菜和水果等。可以散步、跳舞或游泳，每天接触阳光至少 30 分钟，减少烟、酒及浓咖啡用量。

3. 自我调整

（1）学会自我认同：日常生活要轻松愉快，明白更年期是人生必经阶段，了解更年期会出现的各种症状。有了心理上的准备，进入更年期以后的女性就能以冷静的态度和平常心去看待所遇到的各种生理和心理变化，并认同已经发生改变的自己。这样及时作好心理调整，缓解心理症状，平安度过，即使出现诸多不适也可以在正确的指导下解决，不用带来心理压力。尝试自我宣泄，很多女性朋友在生活和工作中，情绪总会有起有落，要学会通过某种途径宣泄。进入更年期的女性由于精神稳定性差、情感波动大，因此学会自我宣泄显得尤为重要，建议多跟他人倾诉、交流，化干戈为玉帛，并学会制怒、换位思考等。

（2）保持健康的生活习惯：首先起居生活要有规律性，按时睡眠和起床，保证每天 8 个小时的睡眠时间，工作之余应适当参加劳动和运动。这样的生活习惯有利于减轻更年期症状。

（3）饮食调理：坚持少食多动，预防肥胖，或已肥胖，要逐渐减肥。忌食辛辣耗散之食品，如油炸食品、咖喱、辣椒和胡椒等。但也不可因少食减肥而导致营养不良。总之，饮食应以均衡全面、品种多样、富含维生素和矿物质为宜。专家指出，女性的身体在不同生理阶段所发生的变化较大，要多了解更年期出现的各种身体变化，及早预防身体疾病的发生，学会相应的调养方法，让自己或者身边的人度过一个轻松快乐的更年期。

4. 专方专药调理

按物质与功能分类，任何人都由阴精和阳气构成。生命的根本在于阴阳二气的相互作用。阴精是体内的精气，为阳气提供物质基础；阳气在外，发挥着保卫机体免受外邪侵袭的作用。阳气虚损就会出现畏寒、怕冷、大便稀、腰膝酸软、自汗、性功能减退等症状，阴精不足就会出现两颧发红、盗汗、大便干燥、失眠多梦、容易激动等症状。一般来说，阴虚体质的人在更年期容易出现阴虚证，阳虚体质的人在更年期容易出现阳虚证。因此，对于偏阴虚体质或阳虚体质的人，平时就要采用食疗药膳方法调整体质的偏颇，必要时还应配合中药进行调节。

（1）偏于阳虚：平时多食羊肉、黄精等甘温益气之品。少食黄瓜、藕、莴苣、梨等生冷寒凉食物。平时可食韭菜粥、苁蓉羊肉粥等补阳药膳。当阳虚较甚，食疗药膳难以取得疗效时，可以服中药丸剂或汤剂以补阳气。常用方为金匮肾气丸、右归丸、还少丹等。常用药物有熟地、山药、山茱萸、枸杞子、菟丝子、杜仲、鹿角胶、附子、肉桂等。补阳时注意补阴，并兼顾脾胃之气。

（2）偏于阴虚：多食鸭肉、芝麻、百合等甘凉滋润之品，少食羊肉、狗肉、韭菜、蒜等性温燥烈之品。平时可食山萸肉粥、天门冬粥、生地黄粥、银耳、木耳汤、枸杞肉丝、生地黄鸡、桑椹糖水、黄精炖瘦猪肉、百合酸梨、枸杞饮等养阴药膳。

（3）阴虚较甚：可以服中药丸剂或汤剂养阴。常用方为六味地黄丸、大补阴丸等。常用药物有熟地黄、山药、山萸肉、牡丹皮、茯苓、泽泻、桑椹、女贞子等。阴虚体质者有精、血、津、液亏损之不同。精亏者以益肾填精为主，如六味地黄丸或左归丸之类；阴血亏损者，宜养血为主，如当归补血汤或四物汤之类；津亏者宜养肺胃之津，兼以益肾，药如百合、沙参、麦冬、玉竹、生地黄等。补阴时应佐以清热健脾之品。

（4）阴阳两虚：当采用食疗、药膳、中药丸剂或汤剂阴阳双补。

5. 针灸调理

中医认为，肾虚精血不足、冲任亏损是更年期综合征发生的根本，治疗重在调补脾肾。肝肾同源，肝藏血主疏泄，肝木的条达对精血的生成和气血运行都有重要作用，故取穴以足三阴经和冲任二脉为主。体针常取关元、中极、子宫、三阴交、神门、百会、太冲、内关、肾俞、足三里等。耳针取穴常用肝、肾、内分泌、交感等。

更年期综合征症状复杂，涉及内分泌系统、心血管系统、运动系统和心理等多方面的变化，因此常用综合疗法。

五、女性更年期

1. 女性更年期定义

更年期指妇女从有生殖能力到无生殖能力的过渡阶段。此阶段妇女出现月经改变，如月经频发、月经过少、月经不规则及闭经等。同时，更年期妇女因卵巢内分泌功能的改变导致内环境的变化，影响到各器官系统，出现相应的症状，如潮热、出汗、头痛等血管舒缩功能不稳定症状，心悸、眩晕、失眠、皮肤感觉异常等自主神经功能不稳定症状，抑郁、焦虑、多疑、自信心降低、注意力不集中、易激动、恐怖感，甚至癔症发作样症状等精神心理症状。本病古代文献中记载甚少，其症状散见于"年老血崩""老年经断复来""脏躁""百合病"等病证中。

2. 女性更年期综合征

（1）月经紊乱，更年期会出现月经间隔变长，月经不规律，没有任何先兆突然停经等月经紊乱表现。

（2）潮热，午后脸颊发红，胸部、颈部、脸部经常感到热浪滚滚，并伴有出汗。

（3）盗汗、失眠、心悸，突然觉得心跳加快，又找不出原因。

（4）干燥现象，皮肤变得敏感、干燥、皱纹增加，头发变白、干枯，产生口干舌燥等症状。

（5）腰背疼痛，由于骨质流失，可能造成腰酸背痛。

（6）情绪变化，变得没有耐心，易烦躁、焦虑。

3. 保健要点

（1）防止贫血：更年期由于月经变化，有些女性月经量多，出血时间延长，甚至会出现贫血，这时要注意补充含铁丰富的瘦肉、鸡血或鸭血、蛋类、豆类等，还要补充含维生素丰富的新鲜蔬菜、水果以及含蛋白质丰富的食品。

（2）防止营养缺乏及发胖：进入更年期，体内的代谢过程以分解代谢为主，如果营养供给不足，有些女性就会出现因缺钙造成的骨质疏松和其他营养缺乏病，也会由于代谢紊乱出现脂肪堆积、体重增加和血脂升高。此时，可多吃些富含优质蛋白和钙的食物，少吃动物脂肪和胆固醇较高的食物，可避免体重增加。还要适当多吃杂粮和蔬菜，控制油脂和糖类的摄入，不要吃得过饱。

（3）防止血压升高：由于大脑皮层功能和自主神经功能失调，可能会出现血压升高、失眠、头晕眼花等问题，要注意通过饮食加以调节。

（4）情绪调节：处于更年期的女性容易出现紧张、抑郁、烦躁等问题，为舒缓这些情绪问题，应保持心态乐观、胸怀开阔，消除紧张情绪。家人和同事应给予体贴、关心和谅解，帮助更年期女性度过身心焦虑阶段。

（5）运动锻炼：适当运动锻炼，有助改善全身状况，预防疾病发生。但不宜选择剧烈运动，可选择散步、慢跑、游泳等。

（6）定期体检：因为更年期也是很多疾病的高发期，应定期进行妇科检查，以便做到早发现、早治疗。雌激素的生理作用包括舒张动脉血管，降低纤维蛋白原，增加 HDL - C 水平和降低 LDL - C 水平，抗血小板和抗氧化作用，并可能减少心血管疾病的风险。通常来讲男性的卒中风险要高于女性，但女性在 55 ~ 75 岁卒中风险逐渐高于男性。在更年期以前，由于妇女体内的雌激素具有抗动脉粥样硬化及神经保护作用，女性动脉硬化率相对男性要低，卒中风险低。绝经后，雌激素水平迅速下降，血管危险因素逐渐暴露，女性的脑卒中危险迅速提高。女性在绝经后，随着体内激素的变化，更易出现腹型肥胖。

第二章　常见病高危人群的干预

一、高血压

(一) 基本概念

1. 定义

高血压是以动脉血压升高为主要特征的临床综合征。按病因分为原发性和继发性两大类。95%的高血压是原因不明的，为原发性高血压，可伴有心脏、血管、脑、肾脏和视网膜等器官功能或器质性改变的全身性疾病。5%的高血压是由其他疾病引起的，如慢性肾炎、肾动脉狭窄、原发性醛固酮增多症、嗜铬细胞瘤、皮质醇增多症、大动脉疾病、睡眠呼吸暂停低通气综合征及药物等，为继发性高血压。

中医学虽然没有高血压这一病名，但在文献中对其病因、发病机理、症状和防治方法早有记载。《素问·至真要大论》记载："诸风掉眩，皆属于肝。"《千要金方》指出："肝厥头痛，肝火厥逆，上亢头脑也""其痛必至颠顶，以肝之脉与督脉会于颠故也……肝厥头痛必多眩晕"，认为头痛、眩晕是肝火厥逆所致。《丹溪心法》记载，"无痰不眩，无火不晕"，认为痰与火是引起本病的另一种原因。因此，高血压属于中医学"头痛""眩晕"的范畴。

2. 高血压诊断

(1) 在未服用高血压药物的情况下，非同日 3 次测量血压，收缩压≥140mmHg和（或）舒张压≥90mmHg，可诊断为高血压。根据血压水平高低将高血压分为 1 级、2 级、3 级。

(2) 收缩压≥140mmHg 和舒张压＜90mmHg 为单纯性收缩期高血压。

(3) 患者既往有高血压史，目前正在用抗高血压药，血压虽然低于 140/90mmHg，亦应该诊断为高血压。

(二) 病因病机

中医认为，高血压是因情志内伤、饮食不节、劳倦损伤，或因年老体衰、肾精亏损等导致脏腑阴阳平衡失调，风火内生，痰瘀交阻，气血逆乱所致。

1. 情志内伤

素体阳盛，加之恼怒过度，肝阳上亢，阳升风动，发为高血压；或因长期忧郁恼怒，气郁化火，使肝阴暗耗，肝阳上亢，阳升风动，上扰清空而引发。

2. 饮食不节

平日嗜酒肥甘，饥饱劳倦，伤于脾胃，健运失司，以致水谷不化精微，聚湿生痰，痰湿中阻，浊阴不降，引起发病。

3. 体虚、劳倦过度

肾为先天之本，藏精生髓，若先天不足，肾精不充，或者年老肾亏，或久病伤肾，或房劳过度，导致肾精亏虚，不能生髓，而脑为髓之海，髓海不足，上下俱虚，而发生眩晕，或肾阴素亏，肝失所养，以致肝阴不足，阴不制阳，肝阳上亢，发为眩晕。大病久病或失血之后，虚而不复，或劳倦过度，气血衰少，气血两虚，气虚则清阳不展，血虚则脑失所养，皆能导致血压升高。

（三）临床表现

高血压病的症状往往因人、因病期而异。早期多无症状或症状不明显，偶于体格检查或由于其他原因测血压时发现。其症状与血压升高程度并无一致的关系，这可能与高级神经功能失调有关。有些人血压不太高，症状却很多，而另一些病人血压虽然很高，但症状不明显。常见的症状有：

1. 头晕

头晕为高血压最多见的症状。有些是一过性的，常在突然下蹲或起立时出现，有些是持续性的。头晕是病人的主要痛苦所在，其头部有持续性的沉闷不适感，严重妨碍思考、影响工作，对周围事物失去兴趣，当出现高血压危象或椎－基底动脉供血不足时，可出现与内耳眩晕症相类似症状。

2. 头痛

头痛亦是高血压常见症状，多为持续性钝痛或搏动性胀痛，甚至有炸裂样剧痛。常在早晨睡醒时发生，起床活动及饭后逐渐减轻。疼痛部位多在额部两旁的太阳穴和后脑部。

3. 烦躁、心悸、失眠

高血压患者性情多较急躁，遇事敏感，易激动。心悸、失眠较常见，失眠多为入睡困难或早醒、睡眠不实、多梦、易惊醒。

4. 注意力不集中、记忆力减退、乏力、耳鸣

早期多不明显，但随着病情发展而逐渐加重。

5. 肢体麻木

常见手指、足趾麻木或皮肤如蚁行感或项背肌肉紧张、酸痛。部分病人常感手指不灵活。

（四）转归及危害

高血压是心脑血管疾病的危险因素之一，它可导致心、脑、肾等重要脏器的严重病变，如中风、心肌梗死、肾功能衰竭等。

（五）患病高危人群判定及预防

1. 父母患有高血压者

调查发现，高血压患者的子女患高血压的概率明显高于父母血压正常者。高血压是多基因遗传，同一个家庭中出现多个高血压患者不仅仅是因为他们有相同的生活方式，更重要的是有遗传基因存在。

2. 摄入食盐较多者

食盐摄入量多的人容易患高血压，这是因为高钠可使血压升高，低钠有助于降低血压。高钙和高钾饮食可降低高血压的发病率。

3. 摄入动物脂肪较多者

动物脂肪含有较多的饱和脂肪酸，饱和脂肪酸对心血管系统是有害的，因此摄食动物脂肪多的人比食用含不饱和脂肪酸较多的植物油、鱼油的人易患高血压。

4. 长期饮酒者

流行病学调查显示，饮酒多者高血压的患病率升高，而且与饮酒量成正比。

5. 精神紧张者

高度集中注意力工作的人，长期精神紧张和长期经受噪声等不良刺激的人易患高血压。如果这部分人同时缺乏体育锻炼，如司机、售票员、会计等更易患高血压。

6. 吸烟、肥胖者

吸烟、肥胖是高血压的危险因素。

（六）调理方案

临床治疗和康复医疗相结合，可更好地降低血压，减轻症状，稳定疗效，同时可减少药物用量。康复医疗还有助于改善心血管功能及血脂代谢，防治血管硬化，减少脑、心、肾并发症。康复医疗的作用途径有功能调整与锻炼两个方面。具体方法有：

1. 气功疗法

以松静功为主，其要领是"体松、心静、气沉"。体质较佳者可练站桩功，较差者以坐位练功。

2. 太极拳

为低强度持续性运动，可扩张周围血管，给心脏以温和锻炼。太极拳动中取静，要求肌肉放松，气沉丹田，有类似气功的作用。

3. 步行

在良好环境下散步或以常速步行 15～30 分钟有助于降压及改善心血管和代谢功能。

4. 中医保健操

经常练习八段锦、五禽戏亦可强身健体。练习太极拳有困难者可舒展放松，配合呼吸体操，采用太极拳的模拟动作，分节进行。

5. 按摩或自我按摩

按揉风池、太阳及耳穴，抹额及掐内关、神门、合谷、足三里，可辅助降压、消除症状。

6. 理疗

某些药物的离子导入、脉冲超短波或短波治疗及磁疗都可用来作为镇静及降压的辅助治疗。

7. 饮食调理

高危人群的饮食治疗，是以减少钠盐、减少膳食脂肪并补充适量优质蛋白，注意补充钙和钾，多吃蔬菜和水果，戒烟戒酒，科学饮水为原则。

（1）饮食宜清淡：提倡素食为主，素食方式可使高血压患者血压降低。因此高血压患者饮食宜清淡，宜高维生素、高纤维素、高钙、低脂肪、低胆固醇饮食。总脂肪小于总热量的30%，蛋白质占总热量15%左右。提倡多吃粗粮、杂粮、新鲜蔬菜、水果、豆制品、瘦肉、鱼、鸡等食物，提倡植物油，少吃猪油，少摄入油腻食物及糖类、辛辣食物、浓茶、咖啡等。

（2）降低摄盐量：吃钠盐过多是高血压的致病因素，而控制钠盐摄入量有利于降低和稳定血压。临床试验表明，对高血压病人每日食盐量由原来的10.5g降低到4.7～5.88g，可使收缩压平均降低4～6mmHg。

（3）戒烟、戒酒：烟、酒是高血压的危险因素，嗜烟酒有增加高血压患者并发心、脑血管病的可能，酒还能降低病人对抗高血压药物的反应性。

（4）饮食有节：做到一日三餐饮食定时定量，不可过饥过饱，不暴饮暴食。每天食谱可如下安排：碳水化合物250～350g，新鲜蔬菜400～500g，水果100g，食油20～25g，牛奶250mL，高蛋白食物3份（每份指瘦肉50～100g，或鸡蛋1个，或豆腐100g，或鸡、鸭肉100g，或鱼虾100g，其中鸡蛋每周4～5个即可）。

（5）科学饮水：水的硬度与高血压的发生有密切联系。研究证明，硬水中含有较多的钙、镁离子，它们是参与血管平滑肌细胞舒缩功能的重要调节物质，如果缺乏，易使血管发生痉挛，最终导致血压升高，因此对高血压患者，要尽量饮用硬水，如泉水、深井水、天然矿泉水等。

（七）辨证治疗

1. 中气不足

症状：头晕目眩，倦怠乏力，少气懒言，不思饮食，胸脘满闷，大便溏薄，舌淡苔薄，脉细弱。

治法：补中益气。

方药：补中益气汤加减。党参、黄芪、白术、陈皮、当归、川芎、升麻、柴胡、甘草。

2. 肝肾阴虚

症状：头晕目眩，耳鸣耳聋，记忆力减退，失眠多梦，腰酸腿软，口燥咽干，五心烦热，舌红少苔，脉细弦数。

治法：滋养肝肾，养阴填精。

方药：杞菊地黄汤。枸杞、菊花、熟地、山萸肉、山药、丹皮、泽泻、茯苓。

3. 命门火衰

症状：头晕目眩，精神萎靡，畏寒肢冷，腰膝酸软，面目虚浮，阳痿遗精，夜尿频多，五更泄泻，舌淡胖，苔白，脉沉迟弱。

治法：温补肾阳。

方药：右归丸加减。熟地、山药、山萸肉、枸杞、鹿角胶、菟丝子、杜仲、当归、桂枝、制附子。

4. 肝阳上亢

症状：头晕头胀，烦躁易怒，目赤面红，耳鸣耳聋，失眠多梦，便秘溲黄，舌红苔黄，脉弦数。

治法：平肝潜阳，滋养肝肾。

方药：天麻钩藤饮加减。天麻、钩藤、石决明、杜仲、栀子、黄芩、川牛膝、益母草、桑寄生、茯苓。

5. 心脾两虚

症状：头晕目眩，怔忡心悸，动则加剧，失眠健忘，乏力纳差，面色苍白或萎黄，舌淡胖有齿痕，脉细弱。

治法：补益心脾。

方药：归脾汤加减。党参、黄芪、白术、当归、茯苓、远志、酸枣仁、木香、桂圆肉、甘草。

6. 痰湿中阻

症状：头晕头沉，头重如裹，胸脘满闷，恶心呕吐，纳呆多寐，形体肥胖，舌胖苔腻，脉弦滑。

治法：燥湿祛痰，平肝息风。

方药：半夏白术天麻汤加减。半夏、白术、天麻、陈皮、茯苓、蔓荆子、甘草。

7. 气滞血瘀

症状：头晕目眩，头痛剧烈，胸闷胸痛，舌暗有瘀斑，脉涩。

治法：疏肝理气，活血化瘀。

方药：血府逐瘀汤加减。桃仁、红花、丹参、赤芍、川芎、生地、川牛膝、柴胡、枳壳。

（八）日常养生

1. 情志调摄

人顺应四季变化规律，遵循四季养生法则，调摄情志，精神乐观，心境清净。

诗词歌赋、琴棋书画、花鸟虫鱼，均可益人心智、怡神养性，有助于高血压的调治。

2. 平衡饮食

高血压患者在季节变换中要少吃酸性食品，多吃能补益脾胃的食物，如瘦肉、禽蛋、大枣、水果、干果等；菠菜、荠菜等新鲜蔬菜能有效降低胆固醇，减少胆固醇在血管壁上的沉积，利于血压的调控；宜吃甘温食物，如大枣、花生、玉米、豆浆等。

3. 运动调治

高血压患者在季节变换中应当遵循"动中有静，静中有动，动静结合，以静为主"的原则。坚持户外锻炼，以户外散步、慢跑、太极拳、气功锻炼等节律慢、运动量小、竞争不激烈，不需要过度低头弯腰的项目为宜，并以自己活动后不觉疲倦为度。

4. 顺应季节

在季节变化中，通过顺应四时变化，调整阴阳，使人与自然相和谐，从而达到阴平阳秘，养生保健之功效，使高血压患者在四季更替的过程中泰然自处，血压平稳少波动。春季肝气当令，万物生发，血压易偏高，应多进行户外活动，注意戒怒；夏季炎热，暑湿为邪，注意饮食勿过油腻及生冷，勿使大汗伤津；秋季干燥，阴虚之人当注意勿使津伤阴亏；冬季寒冷，肾阳不足之人当注重保护阳气，宜足浴。

5. 常用代茶饮、食疗方

（1）茶饮

1）菊花茶：白菊花、绿茶，开水冲泡饮服。

2）菊楂决明饮：菊花、生山楂片、草决明子各适量，开水冲泡饮服。

（2）食疗方

1）葛根粥：葛根、粳米、花生米，加适量水，用武火烧沸后，转用文火煮1小时，分次食用。

2）绿豆海带粥：绿豆、海带、大米适量。将海带切碎与其他2味同煮成粥，可当晚餐食用。

6. 常用针灸保健疗法

（1）耳穴疗法

1）材料：一般选用王不留行子。

2）选穴：降压沟、降压点、肝、皮质下、高血压点等。

3）操作方法：将王不留行子置于相应耳穴处，用胶布固定，每穴用拇、食指对捏，以中等力量和速度按压30~40次，使耳郭轻度发热、发痛。

4）疗程：两耳穴交替贴压，3~5天一换，14天为1个疗程。

（2）体穴按压

1）原理：对于高血压患者可辨证施穴，穴位按压可起到以指代针、激发经络、疏通气血的效果。

2）选穴：可选用百会、风池、太冲、合谷、曲池、三阴交等穴位，再随证配穴。

3）方法：用指尖或指节按压所选的穴位，每次按压5~10分钟，以有酸胀感觉为宜，14天为1个疗程。

7. 足浴疗法

（1）磁石降压方：磁石、石决明、当归、桑枝、枳壳、乌药、蔓荆子、白蒺藜、白芍、炒杜仲、牛膝各6g，独活18g。将诸药水煎取汁，放入浴盆中，待温时足浴，每日1次，每次10~30分钟，每剂药可用2~3次。

（2）三藤汤：香瓜藤、黄瓜藤、西瓜藤各30g。水煎取汁，候温足浴，每日2次，每次10~15分钟，每日1剂，连续7~10天。

二、冠心病

（一）基本概念

冠心病是冠状动脉粥样硬化性心脏病的简称，又称缺血性心脏病。相当于中医学的"胸痹""真心痛""厥心痛"等证的范畴，早在《内经》和《金匮要略》中已有记载。《灵枢·厥病》对厥心痛症状的描述是"痛如以锥针刺其心""真心痛，手足清至节，心痛甚，旦发夕死，夕发旦死"等，这些均包括冠心病的心前区疼痛。

（二）病因病机

胸痹是由于心气不足，心阳不振，导致寒凝气滞，瘀血和痰浊阻碍心脉，影响气血的正常运行，从而产生胸骨后疼痛、胸闷、胃脘胀痛、心悸气短、四肢无力、活动后加重。其基本病机是阳微阴弦，阳微主要是指正气亏虚，包括了气血阴阳的虚损，阴弦主要指邪实，包括气滞、血瘀、痰浊、热毒、阳亢等，病位在心、肝经，涉及脾、肾、胃诸脏。故冠心病是本虚标实，虚实错杂的疾病。

（三）临床表现

冠心病心绞痛的主要表现为发作性胸痛、心前区不适。

1. 部位

在胸骨体中段或上段之后，可波及心前区，如手掌大小，而非点状疼痛，可放射到左肩、左臂内侧。

2. 性质

为发紧或沉重感，如压迫、憋闷、窒息、紧缩或烧灼感等，而非针刺样、触电样或刀割样等尖锐性胸痛。

3. 诱因

常因体力活动或情绪激动而诱发，发生在当下，而非之后。

4. 持续时间

胸痛常持续数分钟或10多分钟，最长不超过30分钟。

5. 缓解方式

停止诱发症状的活动或情绪激动，或舌下含服硝酸甘油数分钟内缓解。

6. 辅助检查

心电图、超声心动图、冠状动脉造影等。

（四）转归及危害

冠心病除了可以发生心肌梗死和心绞痛外，严重情况下还可发生各种严重的心律失常、心脏扩大以及心力衰竭。其中最为严重的心律失常为心室颤动，这是冠心病患者发生猝死的主要原因。

（五）患病高危人群判定及预防

1. 高危人群判定

（1）体质辨识中的痰湿质、湿热质、瘀血质、气虚质的体质易患冠心病。

（2）年龄和性别，35 岁以上的男性、55 岁以上或者绝经后的女性。

（3）家族史，父兄在 55 岁以前，母亲或姐妹在 65 岁以前死于心脏病的。

（4）相关疾病，高血压、血脂异常、糖尿病、肥胖、痛风。其中高血压、高胆固醇及吸烟被认为是冠心病最主要的 3 个危险因素。有明确的脑血管或周围血管阻塞的既往史者。

（5）其他因素，长期吸烟、酗酒、不运动者，精神压力大、精神抑郁者以及口服避孕药者。

2. 预防

（1）合理饮食，不要偏食，饮食不宜过量。要控制高胆固醇、高脂肪食物，多吃素食。同时要控制总热量的摄入，限制体重增加。增加新鲜水果、蔬菜、豆制品和低脂乳制品的摄入，每天适量进食一些坚果，食油应尽量选用植物性油类。可经常食用鱼类食品，如沙丁鱼、鲈鱼等，少用或禁用高脂肪、高胆固醇食物。

（2）不吸烟、不酗酒。适量饮酒，每天饮酒 30g 以下。

（3）适当的体育锻炼，增强体质，控制体重，促进心血管功能。

（4）积极防治慢性疾病，如高血压、高血脂、糖尿病等。

（六）调理方案

1. 心情调节

调情志，畅气机，淡泊养心。古书云："气机疏达，气血和调，阴阳平衡，病安从来？"故要经常提醒自己遇事要心平气和，增加耐性，要宽以待人，宽恕别人不仅能给自己带来平静和安宁，有益于冠心病的康复，而且能赢得友谊，保持人际间的融合。所以人们把宽恕称为"精神补品和心理健康不可缺少的维生素"。遇事要想得开，放得下，过于精细、求全责备常常导致自身孤立，而这种孤立的心理状态会产生精神压力，有损心脏。

2. 饮食的调养

饮食不节必然伤及肠胃，而摄盐超标，吸烟嗜酒，饥饱无度，吃得太油腻和太甜也对身体不利。

有利于预防冠心病的蔬菜、水果：芹菜、红萝卜、白萝卜、西红柿、黄瓜、苦瓜、花生米、大蒜、香菇、海带、紫珠菜、苹果、山楂、猕猴桃、菠萝。

不利于预防冠心病的饮食：咖啡、酒、糖、浓茶、奶油、巧克力、肥肉、动物内脏、动物脑等，不宜多食。

3. 适当运动

适当运动可以活动筋骨、调节气息、静心宁神，掌握一套身体锻炼和心理调节的方法，如自我放松训练，通过呼吸放松、意念放松、身体放松，或通过气功、太极拳、五禽戏、八段锦等活动，增强自身康复能力。

4. 季节养生

防病养生应该顺应春生、夏长、秋收、冬藏这个自然界的规律，顺时养生，力争人与天地交融、和谐。四时养生总原则为春夏养阳，秋冬养阴。从冠心病养生来讲，要注意夏季保护心脏，"夏季阳气最盛易于新陈代谢，要使机体气机通畅，宣泄自如，要表现出一种开放的心胸"。

（七）辨证治疗

中医认为，冠心病属于虚实夹杂、本虚标实之证。临床表现因人而异，治疗施药视病情变化而定。急则治其标，缓则治其本，或标本同治，使心胸之阳舒展，血脉运行畅通。治本采用温阳益气、滋阴养血之法；治标则以祛寒、豁痰、活血等法。总之，要辨虚实、明标本，进行补虚或泻实，或标本兼顾，进行辨证分型治疗，才能取得良好的效果。辨证治疗如下：

1. 心血瘀阻证

症状：心胸疼痛，如刺如绞，痛有定处，入夜为甚，甚则心痛彻背，背痛彻心，或痛引肩背，伴有胸闷，日久不愈，可因暴怒、劳累而加重。舌质紫暗，有瘀斑，苔薄，脉弦涩。

治法：活血化瘀，通脉止痛。

方药：血府逐瘀汤加减。

2. 气滞心胸证

症状：心胸满闷，隐痛阵发，痛有定处，时欲太息，遇情志不遂时容易诱发或加重，或兼有脘腹胀闷，得嗳气或矢气则舒。苔薄或薄腻，脉弦细。

治法：疏肝理气，活血通络。

方药：柴胡疏肝散加减。

3. 痰浊闭阻证

症状：胸闷重而心痛微，痰多气短，肢体沉重，形体肥胖，遇阴雨天易发作或加重，伴有倦怠乏力，纳呆便溏，咳吐痰涎。舌体胖大且边有齿痕，苔浊腻或白滑，脉滑。

治法：通阳泄浊，豁痰宣痹。

方药：瓜蒌薤白半夏汤合涤痰汤加减。

4. 寒凝心脉证

症状：心痛如绞，心痛彻背，喘不得卧，多因气候骤冷或骤感风寒而发病或加重，伴形寒，甚则手足不温，冷汗自出，胸闷气短，心悸，面色苍白。苔薄白，脉沉紧或沉细。

治法：辛温散寒，宣通心阳。

方药：瓜蒌薤白桂枝汤合当归四逆汤加减。

5. 气阴两虚证

症状：心胸隐痛，时作时休，心悸气短，动则益甚，伴倦怠乏力，声息低微，面色㿠白，易汗出。舌质淡红，舌体胖且边有齿痕，苔薄白，脉虚细缓或结代。

治法：益气养阴，活血通络。

方药：生脉散合人参养荣汤加减。

6. 心肾阴虚证

症状：心痛憋闷，心悸盗汗，虚烦不寐，腰膝酸软，头晕耳鸣，口干便秘。舌红少津，苔薄或剥，脉细数或促代。

治法：滋阴清火，养心和络。

方药：天王补心丹合炙甘草汤加减。

7. 心肾阳虚证

症状：心悸而痛，胸闷气短，动则更甚，自汗，面色㿠白，神倦怯寒，四肢欠温或肿胀。舌质淡胖，边有齿痕，苔白或腻，脉沉细迟。

治法：温补阳气，振奋心阳。

方药：参附汤合右归饮加减。

（八）日常调理

1. 药物调理

（1）速效救心丸：行气活血，主要适用于早中期、心功能正常、气滞血瘀型冠心病患者。

（2）复方丹参片和复方丹参滴丸：都含有性寒的丹参和冰片，主要适用于早中期、心功能正常、体质偏热型冠心病患者。

（3）麝香保心丸：具有益气温阳、血脉同治的特点，对于冠心病的中晚期心功能减退或老年虚寒体质患者使用疗效更好、副作用更少。

（4）硝酸酯类药物（如硝酸甘油、消心痛）：有头痛的副作用，长期服用容易耐药。

2. 穴位疗法

（1）灸足三里：可加强脾胃功能。足三里在小腿前外侧面的上部，外膝眼下四横指，距胫骨前缘一横指处。方法为艾灸条每次一支，点燃灸左右两穴，灸完为止，每天1次。

（2）按摩涌泉穴：涌泉穴为肾经要穴。涌泉穴在足底前中1/3的交点，第二、三跖趾关节稍后处，肾主管生长发育和生殖，常按摩可以增精益髓、补肾壮阳、强筋壮骨。

（3）居家用电子针灸仪或者按压内关、膻中、足三里、通里、三阴交等穴位，可以增强心脾功能，促进气血运行。

3. 肝脏调理

肝脏失调也是冠心病病理改变的重要环节，肝失疏泄、气机郁滞可致血压升高、血脂升高等。气血失调是冠心病心绞痛的基本病机，气血运行周身除依靠心气的推动，还有赖于肝气的调节。如肝失调血之职，人动则血不能及时灌注诸经，心之经脉失养则胸痛心慌，脑海失养则头晕目眩，四肢经脉失养则乏力。因此，多敲肝经、胆经来达到养肝的效果。

4. 饮食调理

佛手、橙子、金橘、山楂、陈皮、橘饼、黄花菜、玫瑰花、荞麦、韭菜、茴香菜、大蒜、高粱、刀豆、小麦、蒿子秆、葱、海带、海藻、萝卜等，补益心脾，疏肝理气，可适量食用。

5. 其他

调节情绪，宽容乐观；戒除烟酒，不吸二手烟；多吃蔬菜素食，保持大便通畅；适度运动，切勿过劳；心绞痛发作，立即停止活动，安静休息；家里备用制氧机或者氧气袋吸氧。

三、脑血管病

（一）基本概念

脑血管病是临床常见病证之一，具有发病率高，致残率高，死亡率高，合并症多及治愈率低的"四高一低"特点。

脑血管病属中医"中风"等范畴。中风为内科常见急症之一。其起病急骤，变化迅速，证见多端，犹如自然界风性之善行数变，故前人以此类比，名曰"中风"。对于中风的治疗及预防，历代医家均极为重视。通过长期医疗实践积累，逐步形成了中医学对中风病独特的医疗优势。

（二）病因病机

中医学认为，中风的发生不外乎内因与外因两个方面。主要因素在于患者平素气血亏虚，心、肝、肾三脏阴阳失调，兼之忧思恼怒，或饮酒饱食，或房事劳累，或外邪侵袭等因素，以致气血运行受阻，经脉痹阻，失于濡养；或阴亏于下，肝阳暴涨，阳化风动，血随气逆，夹痰夹火，横窜经络，蒙闭清窍而猝然昏仆，不省人事，伴有口眼㖞斜，半身不遂，言语謇涩或失语；或不经昏仆，仅以㖞僻不遂为主要症状的一种病证。

1. 内因

内因在中风发病中起主要作用，已为临床实践所反复证实。

（1）情志失调：情志即七情，指喜、怒、忧、思、悲、恐、惊七种情志变化。情志是机体对外界事物的不同反映，在正常情况下，不会使人致病。只有长期情志变化刺激，使人体气机紊乱，脏腑阴阳气血失调才会导致中风的发病。

七情中，又惟忧思郁怒为最甚。至于悲恐惊吓、精神紧张或情志异常波动，常为中风诱发因素。

（2）劳累过度：本病亦可因操劳过度，形神失养，以致阴血暗耗，虚阳化风扰动为患。再则纵欲伤精亦是水亏于下，火旺于上，为发病之因。

中风的发病率随着年龄增长而增加，这和人过中年以后，机体日趋衰弱，阴血日趋亏耗不无关系。

2. 外因

外因在中风发病过程中亦有不容忽视的作用。有时甚至成为中风发病的主要因素。外因主要包括以下两个方面：

（1）饮食不节：过食肥甘醇酒，伤及脾胃，脾失健运，聚湿生痰，痰郁化热，引起肝风，夹痰上扰，可致中风发病。

（2）气候变化：中风一年四季均可发生，但与季节气候变化有很大关系。入冬骤然变冷，寒邪入侵，可影响血液循环，因此为容易发病的季节。

3. 发病机制

中医学对中风发病的机理认识为以下几方面：

（1）内风动越：内风因脏腑阴阳失调而生。火极以生风，血虚液燥可以动风。内风旋转，必气火俱浮，迫血上涌，致成中风危候。这是中风发生、发展变化中最基本的病理变化之一。

（2）五志化火：多因喜、怒、思、悲、恐之五志有所过极，皆为热甚可以发生卒中。

（3）痰阻经络：痰分风痰、热痰、湿痰。风痰系内风旋动，夹痰横窜脉络，蒙闭清窍而发病。热痰乃痰湿郁而化火，湿痰则常由气虚而生，多在中风恢复期或后遗症期因气虚湿痰阻络而见半身不遂、言语不利诸症。

（4）气机失调：多指气虚、气郁、气逆，对中风发病，李东垣有"正气自虚"之说，为中风发病之主要病机。

（5）瘀血阻滞：瘀血是指体内的离经之血或血运不畅停蓄于机体某一部位的血液，既是病理产物，又是致病因素。瘀血的形成，可因气滞、气虚、血寒、血热等使血行不畅或血热妄行等造成血离经脉，停蓄为瘀。瘀血而成，阻滞经络而发中风。

（三）临床表现

1. 头痛

头痛是中风的常见症状之一。据统计，头痛在出血性中风的发生率为 50% ~ 60%，在缺血性中风的发生率为 5% ~ 25%。中医学传统理论认为，中风中头痛的出现，主要由肝阳上亢，瘀血阻络，痰浊上蒙，中气虚弱与血虚阴亏所致。

（1）肝阳上亢头痛：是因为怒气伤肝，肝火上扰，或肝阴不足，肝阳上亢，清窍被扰所致。

特点：头痛以胀痛为主，并较剧烈，伴眩晕口干面赤，烦躁易怒，怒则加重，耳鸣胁痛，舌红少苔或苔黄，脉弦有力。

（2）瘀血阻络头痛：多因久病入络，血滞不行，或有败血瘀结脉络。

特点：疼痛如刺，痛有定处，病势缠绵，舌质紫暗，舌面或舌边有瘀点或瘀斑，脉细涩或沉涩。

（3）痰浊上蒙头痛：多因素有痰湿，复因肝风内动，夹痰上蒙所致。

特点：头昏沉作痛，伴眩晕，胸脘满闷，呕恶痰涎，舌苔厚腻，脉弦滑。

（4）中气虚弱头痛：由中气虚弱，清阳不升，脑失其养所致。

特点：头脑空痛，绵绵不已，伴身倦无力，气短懒言，食欲不振，大便稀溏，舌质淡红，苔薄白，脉虚无力。

（5）血虚阴亏头痛：由营血不足，阴血不能上荣于脑所致。

特点：头痛隐隐，伴头晕，目涩昏花，面色㿠白，心悸失眠，爪甲不荣，舌淡苔薄，脉细涩。

以上论述的 5 种头痛，临床中前 3 种类型多见于中风的急性期，后 2 种类型多见于中风的恢复期或后遗症期。

2. 头晕

头晕是中风病常见症状之一。中医学认为，中风病中出现头晕症状，主要是由风火上扰，痰湿中阻，阴虚阳亢，中气不足，心脾血虚，肾虚精亏等 6 种原因引起。由于其病机不同，故临床表现各异。

（1）风火上扰头晕：由气郁化火，风阳内动，使风火相扇，上扰清窍所致。

特点：头晕头胀，面赤易怒，烦躁少寐，舌红苔黄，脉弦数等。

（2）阴虚阳亢头晕：以阴虚为本，阳亢为标，本虚标实，上盛下虚。

特点：头晕目涩，心悸失眠，或盗汗，手足心热，口干，舌红少苔或无苔，脉细数或弦细。

（3）痰浊中阻头晕：由湿聚生痰，痰湿中阻，上蒙清阳而致。

特点：头晕，头重如蒙，胸闷恶心，纳呆，形体困倦，或嗜睡，舌苔白腻或黄腻，脉濡滑或弦滑。

（4）中气不足头晕：由中风日久，久卧伤气，年事已高，脾胃虚弱所致。

特点：头晕，面色㿠白，体倦懒言，神疲纳减，自汗便溏，舌淡脉细等。

（5）心脾血虚头晕：由脾胃虚弱，气不生血，心失濡养所致。

特点：头晕眼花，心悸怔忡，健忘失眠，面色无华，唇甲色淡，脉细弱。

（6）肾虚精亏头晕：由年老肾虚，肾精不足，髓海空虚所致。

特点：头晕耳鸣，精神萎靡，记忆减退，腰膝酸软，遗精阳痿，舌质淡红，苔薄白，脉弦细。

临床中前 3 种表现多见于中风的急性期，后 3 种表现多见于中风恢复期及后遗症期。

3. 神昏

神昏是以神志不清，不省人事，呼之不应，甚则对外界刺激毫无反应为临床特征的常见内科急症，亦为中风病常见症状之一。

闭与脱的鉴别点在于，闭证以神昏时牙关紧闭，肢强掌握，面赤气粗，痰涎壅盛为特点。脱证以神昏时目合口开，手撒遗尿，鼻鼾息微，汗出肢冷为特点。

4. 谵语

谵语是以神志不清，胡言乱语为特征的一种症状，多见于出血性中风患者。

5. 呕吐

呕吐出现于中风病的急性期。中医认为是胃气上逆的表现，当中风脑部有病变时，可通过经络影响胃，使胃失和降而发生呕吐。

特点：呕吐来势较猛，有喷射之状，或干呕无物，因本症状多由肝阳上亢引起，故临床上除呕吐见症外，还多兼见头痛、神昏、面红目赤、脉弦有力等。

6. 半身不遂

半身不遂指单侧上下肢瘫痪，不能随意活动而言，简称偏瘫。

7. 半身麻木

半身麻木是指麻木仅见于半侧肢体者，既是中风常见症状之一，也是中风的重要先兆。中医理论认为，半身麻木主要由中气虚弱，营血亏虚，肝风内动，痰湿阻络引起。

8. 肢体抽搐

肢体抽搐是指四肢不自主抽动，甚则颈项强直，角弓反张为特征的一种症状。中风病出现肢体抽搐大多伴有神昏。

9. 语言障碍

语言障碍是指因舌体强硬，活动不灵而致语言謇涩，谈吐不清，或发音不能，声音嘶哑而言，也称为失语。由肝阳上亢，痰邪阻窍，风痰阻络，肾虚精亏引起。

10. 二便不调

（1）小便不调：包括小便短黄、清长、频数、刺痛、余沥、失禁、隆闭、不畅及小便混浊等。

在中风急性期，由于意识昏蒙，无论脱证和闭证，小便失调多以失禁为临床表现。

中风后遗症期所出现的小便失禁、小便余沥多由肾气不足，精血空虚，下元不固，膀胱不能约束尿液所致。

（2）大便失调：中风病所出现的大便失调，以大便秘结表现者为多。

11. 瘫痪侧手足肿胀

瘫痪侧手足肿胀在中风恢复期和后遗症期常可见到。该症状出现预示着肢体瘫痪难以恢复。

（四）转归及危害

脑血管病具有高发病率、高致残率、高复发率，极大危害着人类健康。

（五）患病高危人群判定及预防

1. 脑血管病的高危因素

（1）年龄和性别：脑血管病随着年龄的增长发病率而上升，55 岁以上，年龄每增加 10 岁，发病率增长一倍，就性别而言，男性比女性发病率高 50%。

（2）家族倾向：与该家族中高血压病、糖尿病和心脏病的发病率高呈正相关。

（3）高血压：是一种独立的肯定的脑血管病的危险因素。高血压既可致出血性脑血管病发生，又可致缺血性脑血管病发生。高血压患者（收缩压 >160mmHg 或舒张压 >95mmHg）缺血性和出血性脑卒中的发生率都增高。高血压与脑卒中病死率相关，血压水平与脑卒中病死率明显直接相关。

（4）糖尿病：糖尿病患者因糖代谢紊乱可使体内大中小血管硬化、狭窄等，从而致使缺血性脑血管病发生。糖尿病患者脑卒中的发病时间较非糖尿病患者早 10 年，因此对糖尿病患者正确治疗是预防脑卒中发病、进展以及死亡的重要措施。

（5）心脏病：心脏病致使血流紊乱，形成导致脑血管病的栓子。心房颤动引起脑卒中比动脉硬化性脑卒中死亡率更高。

（6）高脂血症和肥胖：胆固醇水平在缺血性脑卒中发病起着重要作用，肥胖是脂肪在体内堆积过多而形成，体重指数增高会增加缺血性脑卒中的发病风险。

（7）高同型半胱氨酸血症：是动脉粥样硬化、缺血性卒中和短暂性脑缺血发作独立的危险因素，血浆中的同型半胱氨酸水平与缺血性卒中呈正相关，而且随着年龄的增长而增长。

（8）血液学因素：血液病和血液流变学异常无疑是促发脑卒中的重要因素，可以导致血黏度增加和血栓前状态。高黏血症（脱水、红细胞增多症、高纤维蛋白原血症）常促发血栓形成。

（9）吸烟和酗酒：大约 18% 卒中事件是由于大量吸烟导致。长期大量饮酒不仅能使血压水平升高，还可以导致脑深穿支小动脉内膜纤维素样坏死或玻璃样变，饮酒本身也可以引起小动脉痉挛，促使脑梗死的发生和发展。酒可少量饮用，每日不超过 50～100g。

（10）短暂性脑缺血发作（TIA）：短暂性脑缺血发作是一种历时短暂常反复发作的脑局部供血障碍，引起短暂性神经功能缺失，发作通常为数分钟，少数为数十分钟，一般不超过数小时，目前的定义将其限制在 24 小时之内恢复。TIA 是缺血性卒中最重要的危险因素或临床前期。近期频繁发作的 TIA 是脑梗死的特级警报。

（11）脑中风：脑中风也就是脑血管病，我们列为脑血管病的危险因素是因为发生过脑中风的病人与没有发生过脑中风的同龄正常人群相比，其再发生脑血管病的概率高出 5 倍，也就是说发生过中风的人更容易再发，必须早期实施二级和三级预防。

（12）季节气候的变化：天气变冷会导致外周血管、心脑血管收缩。血管收缩，血压骤然增高，发生出血性中风的可能会增加，由于组织血管缺血，缺血性中风发生的机会也会增多。

此外，口服避孕药为脑血管病的危险因素也成为共识。

2. 脑血管病的预防

（1）适当运动可以促进心血管机能，改善周身和脑部血液循环。应根据年龄和体质选择适当的运动方法，如散步、慢跑、健身操、太极拳等。最低目标：每周3～4次，每天活动30分钟。推荐干预方法：对脑卒中患者评估危险因素，根据患者的身体情况适当进行锻炼测评，指导运动处方。

（2）生活起居有规律，工作、学习、休息都要妥善安排，避免忙乱，保持身体机能状态相应稳定。

（3）保持精神愉快、心理平衡。如果情绪紧张激动、烦躁、暴怒、抑郁等会使血管痉挛，血压、血脂升高，促进动脉粥样硬化，引发脑血管疾病，应注意节制。

（4）清淡饮食，要少吃动物脂肪和高胆固醇食物，以低盐、适量动物蛋白、丰富无机盐和多维生素C的食物为主，并选择多种谷物，少吃含蔗糖的主食。动物蛋白摄入量不宜过低，以保证机体足够的热量，并有助于降低血清脂质含量。多食用新鲜蔬菜、豆制品和水果，以补充钾、镁等保护心脏的无机盐类。

（5）定期到医院检查血压、血脂、血糖、胆固醇、心电图等，及时治疗其他疾病，如心脏病、糖尿病、脉管炎等。注意脑血管疾病前期症状，如肢体麻木、乏力、眩晕、视物突然不清或讲话舌根发硬、语言不清等征象，一旦发现，应立即就医，以便及时有效地预防脑血管疾病的发生。

（6）酗酒者应禁止过量饮酒，制定戒酒计划，采用逐步戒酒的方法，小量摄入，白酒不超过每天50g。

（7）控制体重。

（8）吸烟是男性和女性缺血性卒中的独立危险因素，戒烟可以减少50%的卒中危险。

（9）控制好血压、血糖。

（10）高脂血症和动脉粥样硬化是脑卒中发生的主要危险因素，预防动脉粥样硬化发生或者阻止其进展，都可以降低脑卒中发生率。

（六）调理方案

从中医来讲，中风的高危人群多见于中年以上，临床主要表现为眩晕、肢体麻木、短暂性软瘫、语涩、晕厥等。主要是因脏腑阴阳失调，气血逆乱犯脑所致。病位在脑髓血脉，与心、肝、脾、肾相关。日常可从以下几个方面进行调理：

1. 心理调摄

培养乐观情绪，保持神志安定。可以通过欣赏音乐、习字作画、垂钓怡情等方法进行心理调摄，寓情于物，达到身心愉悦的目的。

2. 饮食调养

饮食调摄应以营养丰富、清淡易消化为原则，做到饮食多样化，清淡、熟软，进食宜缓，食要定时、限量，少吃多餐。

3. 起居调摄

生活起居规律，睡眠充足。顺应四季气候消长的规律和特点来调节机体，及时增减衣物，合理安排劳寝时间，使人体与自然变化相应，以保持机体内外环境的协调统一，从而达到健康长寿的目的。注意劳逸结合，保持良好的卫生习惯，定时大便。

4. 运动保健

进行适量运动可以畅通气血，强健脾胃，增强体质，如八段锦、太极拳、五禽戏等保健操。

5. 药物调理

根据不同的临床表现，辨证用药。肝胆火旺，痰瘀闭阻者，选用天麻钩藤颗粒、石龙清血颗粒等。风痰内盛，瘀血阻络者，选用天丹通络胶囊等。气阴两虚，脉络瘀滞者，选用生脉饮、脑心通胶囊、脑安胶囊等。

（七）治疗方法

中医对中风病的治疗具有独特的理论和特色，积累了丰富的医疗实践经验。治法遵循辨证施治的原则，抓住风、火、痰、瘀、虚等病机要点，形成了一整套独特的治疗法则。

1. 开窍固脱法

此法适用于中风病急性期的中脏腑患者，因中风入脏腑主要表现为突然昏仆，不省人事，半身不遂的特点，病情危重，该法为急救法则。

中风中脏腑者，以昏仆、神志不清为特点，有闭证和脱证之分。闭证属邪闭于内的实证，乃风火痰瘀病邪亢盛，气机郁闭于内，清窍蒙闭，故急宜开窍祛邪。脱证属阳气暴脱的虚证，乃五脏元气衰微欲脱的险证，常由闭证转化而来，急宜回阳固脱。根据病人邪实之属性，临床常用以下具体治法：

（1）清热息风，开窍醒脑：主要用于风火上扰清窍之中脏腑者。病机为肝阳暴涨，阳升而风动，血随气逆而上涌，蒙闭清窍。

症状：突发不省人事，神志恍惚或昏愦，呼之不应，半身不遂，面赤身热，肢体强痉拘急，躁扰不宁，舌质红绛，苔黄腻而干，脉弦滑数。

治法：清热息风，开窍醒脑。

方药：羚羊角汤合安宫牛黄丸化裁。

（2）温阳化痰，开窍醒脑：主要用于痰湿蒙闭清窍之中脏腑者。病机为肝风夹痰湿之邪上壅清窍，而成内闭之证。

症状：突发不省人事，神志昏愦，半身不遂，面白唇暗，四肢不温，痰涎壅盛，舌苔白腻，脉象沉滑或缓。

治法：温阳化痰，开窍醒神。

方药：涤痰汤合苏合香丸化裁。

若不能口服则鼻饲或煎液保留灌肠。

（3）益气回阳，固脱醒脑：主要用于元气败脱，心神散乱之中脏腑者。病机为正气虚脱，五脏之气衰弱欲绝，阴阳离决之象。

症状：突然昏仆，不省人事，肢体软瘫，汗出如油，手足厥冷，目合口张，二便自遗，舌痿，脉微欲绝或细弱。

治法：益气回阳，固脱醒脑。

方药：参附汤化裁。

急煎频服，也可单用人参30g急煎服。

2. 活血通络法

此法主要用于瘀血内阻之中风实证。此法临床上常可单独应用，不论是中风急性期还是恢复期，若有其他兼证，常可将此法寓于他法之中，是中风病治疗的基本法则。各种原因使瘀血内停、脉络闭塞导致瘀血证均可应用。其临床常用法如下：

（1）益气活血通络：方药为补阳还五汤化裁。

（2）活血通络法：方药为桃红四物汤化裁。

此法临床上可单独使用，也常寓于其他治疗方法之中。

3. 滋阴息风法

此法主要用于中风先兆期或中风急性期。其病机为素体阴虚，水不涵木，因情志或劳累导致肝阳暴涨，阳亢化风，肝风内动所致阴虚阳亢、风阳上扰之中经络或中风先兆者。

症状：突发半身不遂，口角㖞斜，肢体抽动或跳动，肢体麻木不仁，耳鸣目眩，少眠多梦，腰膝酸软，舌质红或暗红，脉弦细数。

治法：滋阴息风。

方药：镇肝息风汤或羚角钩藤汤化裁。

4. 平肝潜阳法

此法主要用于中风先兆期和中风急性期。其病机主要为平素肝火旺盛，复因情志所伤，肝阳暴亢，风火相扇，气血上涌之肝阳上亢、风火上扰之中风中经络或中风先兆。

症状：半身不遂，语言謇涩，口眼㖞斜，眩晕，头痛，面红目赤，口苦咽干，心烦易怒，尿赤便干，舌质红或红绛，舌苔薄黄，脉弦有力。

治法：平肝潜阳。

方药：天麻钩藤饮化裁。

5. 化痰通络法

此法主要适用于中风急性期的中风实证。痰浊与瘀血均为实邪，又为病理产物。痰浊阻络乃中风发病的重要原因之一，其痰的产生与中风的发生有至关重要的联系。

根据临床痰浊的性质，常分以下3类：

（1）燥湿化痰法：方药为半夏白术天麻汤化裁。

（2）清热化痰法：方药为加味温胆汤化裁。

（3）通腑化痰法：方药为复方承气汤或化痰通腑饮化裁。

6. 滋补肝肾法

此法主要用于中风后遗症期和脑血管痴呆等患者。通过滋补肝肾，填精补髓，补脑益智来改善中风病患者的后遗症恢复及生活质量。方药为地黄饮子或左归丸化裁。

（八）日常调理

对患者常见的后遗症，从精神情志、饮食起居、功能锻炼等几个方面，结合中医辨证施护，进行日常调理。

1. 气虚血滞，脉络瘀阻者在生活起居上应注意患侧肢体保暖，防止冻伤和外伤，采取舒适的功能位置，帮助病人按摩肢体关节部位，促进血液循环。

针刺曲池、合谷、足三里等穴，隔日 1 次。对小便失禁的病人，可针刺关元、气海、太溪等穴。

饮食应营养丰富，易消化，多食高热量、高蛋白、低脂肪的食物。

2. 肝阳上亢，脉络瘀阻者应密切关注血压变化，根据病情，每日测量 2～4 次血压。避免情绪刺激，禁烟酒，忌食肥甘厚味及辛辣动风之品，宜食清淡降火之物。

针刺曲池、合谷、外关、阳陵泉、太冲、解溪等穴。肢体局部可用当归活络酒擦浴。

3. 风痰阻络者应慎起居，避风寒，忌食甘肥厚腻生痰之品，宜食清淡、化痰之品，药宜温服。

针刺风池、丰隆、金津、玉液等穴。

4. 积极治疗原发病，预防各种并发症，避免不良的精神因素刺激，预防并发症，如呼吸道感染、泌尿系统感染、褥疮、便秘等。

5. 早期进行功能康复训练。

四、高脂血症

（一）基本概念

高脂血症主要以血浆中胆固醇、甘油三酯、低密度脂蛋白升高，高密度脂蛋白降低为主要特征的一种血脂代谢紊乱状态，是导致动脉粥样硬化进而形成心脑血管疾病的主要危险因素之一。古代中医文献中无高脂血症病名，根据现代医学高脂血症的临床表现及特点，其大抵属于中医学"痰证""痰脂""脂浊""肥人"等范畴。

（二）病因病机

1. 情志内伤，肝失疏泄

肝主疏泄，胆附于肝，胆汁可以净脂化浊，有助于脾胃受纳运化。若情志内伤，气机郁滞，肝胆不利，疏泄调达失常，影响胆汁的输布排泄，则脂肪难以消化，积存体内，血脂升高，久则气血瘀阻。

2. 静而少动，气滞血瘀

因性情内向、肢体残疾、工作习惯等，以致运动量少，气血运行迟滞，甚则气滞血瘀。

3. 年老体衰，肾虚精亏

高脂血症多见于老年人。肾主五液，为气血、津液、精津之主宰，若肾阳不足，则油脂的转化利用减少，而滞留血中，肾阴不足则精津减少，血脂相对增高。

4. 正气不足，污垢滞留

人体处于不断的新陈代谢过程中，正常情况下保持动态平衡，所生废物能按时足量排除。各种原因导致正气不足，清污祛浊能力下降，日积月累，痰浊滞留。

5. 脾胃虚弱，湿浊内生

脾胃虚损，运化失常，清阳不升，浊阴不降，水湿内停，聚湿生痰，湿浊蕴积体内。

6. 先天异常，禀赋失调

高脂血症患者多有家族疾病史，因此禀赋异常亦是产生高脂血症的原因之一。父母肥胖，自幼即多脂肪，成年后形体更丰，行动迟缓，膏脂利用减少，致血中膏脂增多。

综上所述，高脂血症为内伤疾病，病势一般较徐缓，渐进加重，病程较长。观其病因病机，与现代人的不良生活方式关系密切，再加上中年之后脏腑虚损，体内正常的水液代谢异常，导致痰浊内生，停于血脉之中，发为膏脂。病机以肝、脾、肾功能失调为本，气滞、痰阻、血瘀为标，病位在三焦，病性属虚实夹杂。本病的防治焦点在于认清病因病机，早期调摄，树立正确的生活方式，纠正不良的生活习性，预防为主，防治结合。

（三）中医辨证分型

1. 情志内伤，肝失疏泄

症见急躁易怒，皮下脂肪结节，心脑血脉脂类沉着，供血受阻，局部脂肪浸润等，舌脉因病证不同而异。脂凝于皮下，则出现结节；凝于心脉，则胸痹心痛；浸润于肝，则见脂肪肝。

2. 静而少动，气滞血瘀

症见静而少动，形体肥胖，肌肉乏力或萎缩，面色白，神疲嗜睡，舌淡胖，脉细弱。老年则易发生心脑血管疾病。

3. 年老体衰，肾虚精亏

症见大便秘结，肌肤瘙痒，头发稀疏，甚则脱发，舌微红，苔白或黄，脉弦细。本证因嗜食肥甘，热郁化火，火邪迫蒸，殚精竭虑，油脂泛溢，浸渍皮肤，导致瘙痒、毛发脱落。

4. 正气不足，污垢滞留

症见形体偏胖，血脂增高，体弱多病，精力不充，形盛势颓，易于外感，痰涎壅盛，气短乏力，大便秘结，脉虚细。

5. 脾胃虚弱，湿浊内生

症见形体虚胖，食欲不振，频吐痰涎，舌淡胖，边有齿痕，苔薄白或白腻，脉濡细。

6. 先天异常，禀赋失调

症见先天性肥胖或自幼肥胖，血脂增高。

（四）临床表现

根据程度不同，高脂血症的表现也不一。

1. 轻度高脂血症通常没有任何不舒服的感觉，但没有症状不等于血脂不高，定期检查血脂至关重要。

2. 一般高脂血症的症状多表现为头晕、神疲乏力、失眠健忘、肢体麻木、胸闷、心悸等，还会与其他疾病的临床症状相混淆，有的患者血脂高但无症状，常常在体检化验血液时发现高脂血症。另外，高脂血症常常伴随着体重超重与肥胖。

3. 高脂血症较重时会出现头晕目眩、头痛、胸闷、气短、心慌、胸痛、乏力、口角㖞斜、不能说话、肢体麻木等症状，最终会导致冠心病、脑中风等严重疾病，并出现相应表现。

4. 长期血脂增高，脂质在血管内皮沉积所引起的动脉粥样硬化会引起冠心病和周围动脉疾病等，表现为心绞痛、心肌梗死、脑卒中和间歇性跛行（肢体活动后疼痛）等。

5. 少数高脂血症患者还可出现角膜弓和眼底改变。角膜弓又称老年环，若发生在40岁以下，则多伴有高脂血症，以家族性高胆固醇血症多见，但特异性不强。高脂血症眼底改变是由于富含甘油三酯的大颗粒脂蛋白沉积在眼底小动脉上引起光折射所致，常常是严重的高甘油三酯血症并伴有乳糜微粒血症的特征表现。

（五）转归及危害

高脂血症时时刻刻在威胁人们的生命，血脂是机体血液中所含脂类物质的统称，血液中脂类物质超过正常数值就是高脂血症。血脂过多沉积会堵塞血管，从而影响血液循环，导致血压升高，血液黏稠，血糖增高，高脂血症还使动脉形成粥样硬化，心脑供氧不足，则会产生心肌梗死等。

轻度血脂异常身体可能没有什么不良感觉，一般高脂血症则会促使人产生头晕、嗜睡、乏力、心慌、气短、胸闷、指尖发麻等症状。

当高脂血症累及心脏和血管时，就会出现心慌、气短、胸闷、心律不齐，严重时可产生心肌梗死，诱发心血管疾病。当累及肝脏，使肝脏血液循环发生障碍时，则会出现腰酸、腹胀、食欲不振。当累及肾脏，引起肾脏血液循环发生障碍时，则会产生腰酸腰痛，甚至血尿，发生下肢水肿。当累及皮肤，使其血液循环发生障碍时，就会出现皮肤干燥，产生皮肤斑疹等。如果累及肌肉，使其血液循环发生障碍时，就会产生四肢无力、全身酸痛等症状。

（六）患病高危人群判定及预防、调理方案

1. 患病高危人群判定

高脂血症危险人群一般指有动脉粥样硬化家族史、体重增加、生活方式不良等人群，以及发现血脂升高且有冠心病、脑血管病或周围动脉粥样硬化病、糖尿病等病史的人群。

（1）有冠心病或动脉粥样硬化病家族史者，尤其是直系亲属中有此类疾病者。

（2）超重或肥胖者。体重指数≥24kg/m² 是高脂血症的独立危险因素。

（3）不良生活方式者。包括暴饮暴食、嗜酒酗酒、长期吸烟或吸烟量较大、嗜食肥腻厚味（高热量、高脂肪、高嘌呤饮食及动物内脏等）、缺乏运动、情绪紧张等。

（4）有黄瘤病者。

（5）发现血脂升高者。TC≥5.18~6.19mmol/L；LDL－C≥3.37~4.14mmol/L；TG≥1.70~2.25mmol/L。

（6）其他，长期使用雌激素替代治疗及长期口服避孕药等。

2. 中医养生预防

（1）调整生活起居，生活规律，控制体重。

（2）调畅情志，消除紧张等不良情绪，避免过度情志刺激，保持心态平和。

（3）适当运动锻炼。

（4）清淡饮食，坚持低盐、低脂、低胆固醇、低热量、高蛋白质和高维生素饮食，少吃动物脂肪、内脏，多吃豆类及豆制品、粗粮、蔬果，进餐速度要慢，勿暴饮暴食，禁烟限酒。

（5）若出现胸部闷痛、头晕头痛等不适时应及时到医院就诊。

3. 六种体质倾向人群的中药调理预防

（1）平和稳定倾向类：无明显不适。中医诊察为舌淡红，苔薄白。

泽泻粥：泽泻晒干研粉，选用粳米 50g，加水 500mL，先煮米为粥，待米开花后调入 10g 泽泻粉，改用文火稍煮数沸即可。每日 2 次，温热食服。

（2）胃热倾向类：多食，易饥，面红，口干。中医诊察为舌质偏红，脉偏弦滑。

西瓜饮：以榨汁机榨取西瓜汁 150mL、梨汁 80mL、白菜汁 50mL，混合后凉饮。

（3）痰湿倾向类：形盛体胖，身体重着，肢体困倦。中医诊察为舌苔偏腻，脉偏滑。

薏仁茯苓糖水：生薏苡仁 200g，茯苓 30g，冰糖适量。先将薏苡仁洗净，浸泡 2 小时后煮半小时，再用焖烧锅焖 5 小时即可。

（4）脾虚倾向类：神疲乏力，食后胸闷脘胀，劳累后明显，情绪不佳，便溏或便秘。中医诊察为舌淡胖，边有齿印。

山药饭：山药、莲肉、米仁、扁豆各 30g，山药洗净切碎，莲肉去皮心后煮烂，上述四味与粳米一起煮饭。

（5）气郁倾向类：胸胁胀闷，或伴走窜疼痛，女性痛经，经色紫暗或夹有血块。中医诊察为舌暗，脉不流利。

气郁茶：枳壳、香附、柴胡、青皮各 10g，开水冲，代茶饮。

（6）阳虚倾向类：嗜卧喜温，气短乏力，动则更甚。中医诊察为舌偏淡胖。

当归生姜羊肉汤：当归 50g，生姜 200g，羊肉 500g，洗净后切片，放入砂锅中加适量清水置文火上煮熟即可。

4. 高脂血症的自我按摩预防及调理

（1）按摩腹部：双手相叠，以肚脐为圆心，紧压腹部，慢慢摩动腹部，以每分钟 30 次左右的频率进行，腹内有热感为宜，顺时针、逆时针共按摩 3 分钟左右。

（2）按摩腹穴：端坐，用两手拇指分别按摩上脘、中脘、建里、关元、天枢各 1 分钟，以酸痛为度。

（3）擦腰背：两手握拳，用力上下按摩腰背部位，每次 2 分钟左右。

（4）按摩下肢穴：端坐，用两手拇指分别按摩血海、足三里、三阴交、涌泉各 1 分钟，以酸痛为度。

（七）患病人群的调理方案

1. 合理饮食

人体脂类包括脂肪和类脂两种。高脂血症与饮食的关系最为密切。人体脂肪的积聚和部分类脂的来源主要是饮食。只有一部分类脂是在体内合成的，称为内生性类脂。控制饮食对高脂血症人群是十分重要的。

（1）饮食提倡清淡，但不宜长期吃素，否则饮食营养不完善，反而可引起内生性胆固醇增高。

（2）宜限制高脂肪、高胆固醇类饮食，如动物脑髓、蛋黄、鸡肝、黄油等。

（3）脂肪摄入量每天限制在 30～50g。

（4）限制糖类食品，不吃甜食和零食。

（5）多吃蔬菜和水果。

（6）宜低盐饮食，食油宜用豆油、花生油、菜油、麻油等。

（7）饥饱适度。

2. 戒烟戒酒

香烟中的尼古丁能使周围血管收缩和心肌应激性增加，使血压升高，心绞痛发作。大量饮酒对胃肠道、肝脏、神经系统、内分泌、心血管系统均有损害。应绝对戒烟限酒。

3. 适量饮茶

茶叶中含有的儿茶酸有增强血管柔韧性、弹性和渗透性的作用，可预防血管硬化。茶叶中的茶碱和咖啡因能兴奋精神，促进血液循环，减轻疲劳和具有利尿作用。适量饮茶能消除油腻饮食而减肥。但过多喝浓茶会刺激心脏，使心跳加快，对身体有害。

4. 适当运动

控制肥胖是预防血脂过高的重要措施之一。除饮食控制外，提倡坚持体育锻炼，如慢跑、五禽戏、太极拳等。平时经常参加体力劳动，可控制体重的增长。

经以上合理调节饮食结构和改变生活方式，高血脂不能有效控制时，要在医生指导下合理服用降血脂药物，把血脂控制在正常范围。

五、糖尿病

（一）基本概念

糖尿病是一组由于胰岛素分泌缺陷和（或）胰岛素作用障碍所致的以高血糖为特征的代谢性疾病。持续高血糖与长期代谢紊乱等可导致全身组织器官，特别是眼、肾、心血管及神经系统的损害及其功能障碍和衰竭。严重者可引起失水、电解质紊乱和酸碱平衡失调等，急性并发症有酮症酸中毒和高渗昏迷。

糖尿病属中医的"消渴"病范畴。根据发病机理和临床表现的不同，历代医籍中尚有"膈消""肺消""消中"等不同名称。

（二）病因病机

1. 西医病因病机

西医认为，糖尿病的发生多与遗传及环境因素有关。

（1）遗传因素：1型或2型糖尿病均存在明显的遗传异质性。糖尿病存在家族发病倾向，1/4~1/2患者有糖尿病家族史。临床上至少有60种以上的遗传综合征可伴有糖尿病。有多个DNA位点参与1型糖尿病发病，其中以HLA抗原基因中DQ位点多态性关系最为密切；已发现2型糖尿病有多种明确的基因突变，如胰岛素基因、胰岛素受体基因、葡萄糖激酶基因、线粒体基因等。

（2）环境因素：1型糖尿病患者存在免疫系统异常，在某些病毒如柯萨奇病毒、风疹病毒、腮腺病毒等感染后易引起自身免疫反应，破坏胰岛B细胞，导致糖尿病的发生。进食过多、体力活动减少导致的肥胖是2型糖尿病最主要的环境因素，使具有2型糖尿病遗传易感性的个体容易发病。

2. 中医病因病机

中医认为，糖尿病属于中医"消渴"的范畴，禀赋不足、饮食不节、情志失调、劳欲过度等因素均可导致消渴。

（1）禀赋不足：早在春秋战国时代，古人已认识到先天禀赋不足是引起消渴病的重要内在因素。《灵枢·五变》说，"五脏皆柔弱者，善病消瘅"，其中尤以阴虚体质者最易罹患。

（2）饮食不节：长期过食肥甘，醇酒厚味，辛辣香燥，损伤脾胃，致脾胃运化失职，积热内蕴，化燥伤津，消谷耗液，发为消渴。《素问·奇病论》说："此肥美之所发也，此人必数食甘美而多肥也，肥者令人内热，甘者令人中满，故其气上溢，转为消渴。"

（3）情志失调：长期过度的精神刺激，如郁怒伤肝，肝气郁结，或劳心竭虑，营谋强思等，以致郁久化火，火热内燔，消灼肺胃阴津而发为消渴。正如《临证指南医案·三消》说："心境愁郁，内火自燃，乃消症大病。"

（4）劳欲过度：房事不节，劳欲过度，肾精亏损，虚火内生，则火因水竭益烈，水因火烈而益干，终致肾虚肺燥胃热俱现，发为消渴。如《外台秘要》说：

"房劳过度，致令肾气虚耗，下焦生热，热则肾燥，肾燥则渴。"

（三）临床表现

1. 多饮、多尿、多食和消瘦。严重高血糖时出现典型的"三多一少"症状，多见于 1 型糖尿病。发生酮症或酮症酸中毒时"三多一少"症状更为明显。

2. 疲乏无力、肥胖多见于 2 型糖尿病患者。

（四）转归及危害

现阶段糖尿病无法完全治愈，患者需要终身治疗，包括药物治疗和胰岛素治疗等。患者经适当治疗，并在日常生活中注意饮食的调养、戒烟戒酒、预防各种感染以及进行适当体育运动增强体质后，血糖可控制在正常范围内，并能预防和延缓并发症的发生和发展。

病程较长、血糖控制较差的糖尿病患者常伴有各种并发症。多种感染、酮症酸中毒等可能为本病恶化的表现，微血管病变基础上所致的肾脏病变、眼底病变、神经病变等为糖尿病重要的慢性并发症，大血管病变，如动脉粥样硬化及心、脑、肾等的病变和高血压等与糖尿病关系虽密切，但也可见于非糖尿病患者。

糖尿病并发的心脑血管疾病以及糖尿病肾病、肾衰竭是患者死亡的主要原因，重症感染、视网膜病变、神经病变也是致死、致残的重要因素。需要指出的是，近年来由于酮症酸中毒而致死者明显减少。

（五）患病高危人群判定及预防

1. 患病高危人群判定

（1）年龄≥45 岁；体重指数≥24kg/m^2；以往有 IGT（糖耐量损害，即餐后血糖 7.8 ~ 11.1mol/L）或 IFG（空腹血糖损害，即空腹血糖 5.7 ~ 7.0mol/L）者；或糖化血红蛋白 HbA1c 为 5.7% ~ 6.5%。

（2）有糖尿病家族史者。

（3）有高密度脂蛋白胆固醇≤0.93mmol/L 和（或）甘油三酯≥2.2mmol/L 者。

（4）有高血压（成人血压≥140/90mmHg）和（或）心脑血管病变者。

（5）年龄≥30 岁的妊娠妇女；有妊娠糖尿病史者；曾分娩大婴儿（≥4kg）；有不能解释的滞产者；有多囊卵巢综合征者。

（6）常年不参加体力活动者（如久坐人群）。

（7）使用一些特殊药物者，如糖皮质激素、利尿剂等。

如果出现上述 7 种情况之一，即属于糖尿病患病高危人群。

2. 预防

糖尿病患病高危人群应到医院检查是否患有糖尿病，如果检查的结果正常，则要做到以下几点以积极预防糖尿病：

（1）建立良好的生活方式，养成健康习惯，保持营养全面充分。

（2）控制体重，防止肥胖，加强体育运动。

（3）不吸烟，不饮酒。

（4）在初次检查3年后重复检查，经常监测血糖及尿糖，一旦发现异常，及时治疗。

（六）调理方案

1. 日常调理

长期血糖控制不良易导致微血管和大血管并发症而致残，使糖尿病患者平均寿命减少10～12年。但糖尿病及其并发症是可防可治的，患者应对所患疾病有正确的认识，树立战胜疾病的信心，自我调整心态，管理好饮食、运动，做到自我调理和自我监测血糖，使血糖尽可能控制到接近正常值，减轻病情、延缓病程、减少并发症的发生。

（1）降糖药物的应用：患者应购买血糖仪，自己测三餐前、后2小时及睡前的血糖。仔细阅读并了解用药的注意事项，严格给药时间、剂量。如果注射胰岛素，应严格按照医嘱的注射方法及注射部位。一般多选择腹部脐周、上臂三角肌、大腿外侧，其中脐周注射吸收速度最快。注射时应轮换注射部位，以免发生肌肉萎缩或硬结，局部消毒应严格以防感染，注射30分钟后要按时吃饭，以防发生低血糖。

（2）饮食管理：家人应与患者共同制定饮食计划，多关注健康讲座，多掌握饮食知识，控制总热量，不可暴饮暴食，忌食生冷，饮食宜清淡细软。主食提倡粗粮，忌食含糖食品，三餐量为1/5、2/5、2/5或1/3、1/3、1/3，或一日多餐，量为1/7、2/7、2/7、2/7。饮食上应做到四固定：营养比例固定、主食固定、进餐时间固定、各餐比例固定。患者及家人均应掌握饮食宜忌，生活规律，低盐、低脂饮食，控制体重，戒烟戒酒。

（3）生活起居：患者一定要保证充足睡眠，按时作息，适应昼夜节律。注意卧床宜软硬适宜。枕头一般离床面5～9cm为宜，过低可使头部血管过度充血，醒后出现头胀面肿，过高可使脑部血流供应不畅，易造成缺血性中风。使用正确的睡眠姿势。养成良好的卫生习惯，晚饭不宜吃得过饱，也不宜吃刺激性和兴奋性食物。谨防劳伤，包括慎房帏及劳作伤。每日1～2次温水（39～40℃）泡脚20～30分钟，能改善下肢血液循环，有利于防治肢端末梢神经病变，又能提高睡眠质量，消除疲劳。穿柔软舒适的鞋袜，下肢如有麻木或感染迹象应及时就医。

（4）调摄情志：不良情绪与疾病的转归关系密切，患者平时要自我戒除不良情绪，忌大悲大喜，恼怒发脾气，家人应多体贴关心，不要与其针锋相对，给予患者精神支持。

（5）合理运动：合理运动能增加肌肉对葡萄糖的利用，提高糖对胰岛素的敏感性，有利于降低血糖，消除体内多余脂肪，改善血脂代谢，加强心肌收缩力，促进血液循环，增加肺活量。餐后1小时运动，每次运动30～60分钟并持之以恒。避免因运动过量而导致低血糖的发生。运动前应进行防备工作，如随身携带一些食物，如发生低血糖及时服用。

2. 中医特色调理方案

（1）药物调理：糖尿病属于中医"消渴"范畴，消渴分为上、中、下三消。

　　1）上消（肺热津伤证）

　　症状：烦渴多饮，口干舌燥，尿频量多。舌质红少津，苔薄黄，脉洪数。

　　治法：清热润肺，生津止渴。

　　方药：主方为玉泉丸加减。

　　天花粉、葛根各 30g，生地黄、麦冬各 15g，黄芩 10g，五味子 6g，山药、石斛各 20g。水煎服。

　　中成药消渴丸，每次 5～10 粒，每日 3 次。

　　单方验方

　　①降酮汤处方：黄芪 40g，生地黄 30g，山药 30g，玄参 35g，黄芩 15g，黄连 15g，川芎 15g，黄柏 15g，赤芍 15g，苍术 15g，栀子 20g，茯苓 20g，当归 20g，生牡蛎 50g。水煎 2 次，分 2 次服，每日 1 剂。

　　②人参白虎汤处方：生石膏 50g，知母 15g，白参 10g，粳米 20g，甘草 15g。水煎 2 次，分 2 次服，每日 1 剂。

　　2）中消（胃热炽盛证）

　　症状：多食易饥，形体消瘦，大便干结。舌苔黄干，脉滑数。

　　治法：清胃泻火，养阴生津。

　　方药：主方为玉女煎加减。

　　麦冬、生地黄、玄参各 15g，石膏、天花粉各 30g，黄连、栀子、知母各 10g，牛膝 12g。水煎服。

　　若便干结者，可合调胃承气汤。

　　中成药消渴丸，每次 5～10 粒，每日 3 次。

　　单方验方

　　①参黄降糖方：大黄、桂枝各 6～12g，桃仁 9～12g，玄明粉 3～6g，甘草 3g，玄参、生地黄各 12～15g，麦冬 12g，黄芪 30～45g。水煎服。

　　②萝卜汁：红皮白肉萝卜，捣碎榨取汁，每日服 100～150 mL，早晚各服 1 次，7 日为 1 个疗程，连用 3～4 个疗程。

　　③消三多汤：党参 30g，知母 10g，生石膏 30g，黄连 9g，阿胶 9g（溶化），白芍 15g，天花粉 10g，山药 15g，黄精 15g，何首乌 15g，麦冬 9g，地骨皮 9g，鸡子黄 2 枚。水煎 2 次，分 2 次服，每日 1 剂。

　　④扶脾消渴汤：党参 20g，白术 15g，山药 20g，沙参 20g，麦冬 15g，百合 15g，玉竹 15g，焦山楂 20g，鸡内金 15g，陈皮 10g，甘松 15g，葛根 15g。水煎 2 次，分 2 次服，每日 1 剂。

　　3）下消（肾虚精亏证）

　　症状：尿频量多，混浊如脂膏，尿甜，口干，头晕，腰腿酸痛。舌质红少津，脉细数。

　　治法：滋阴益肾。

　　方药：六味地黄丸加减。

山药 20g，山茱萸、生地黄各 15g，牡丹皮 10g，茯苓 15g，泽泻 9g，枸杞子 12g，五味子 6g，天花粉 30g。水煎服。

若阴损及阳，肾阳亦虚者，可加熟附子 10g，肉桂 5g，菟丝子、巴戟天各 12g。气虚者，加黄芪、党参各 20g。

中成药：杞菊地黄丸，每次 9g，每日 3 次；消渴丸，每次 5～10 粒，每日 3 次。

单方验方

①下消饮处方：天花粉 60g，山药 40g，黄芪、白术、枸杞子各 30g，生地黄、熟地黄各 20g，山茱萸、桑螵蛸、黄柏各 12g。水煎服。

②补肾滋阴汤（《妇人良方大全》）：熟地黄 20g，生地黄 20g，枸杞子 30g，山茱萸 15g，桑螵蛸 12g，黄柏 12g，天花粉 60g，玄参 20g，何首乌 30g，黄芪 30g，白术 30g，山药 40g。水煎 2 次，分 2 次服，每日 1 剂。

（2）饮食调理

1）阴虚热盛者症见口渴多饮，饮而不解，或多食易饥为主。施食应以养阴消渴饮为基础。

食疗药膳方为：花粉 30g，枸杞 20g，玉竹 50g，煎水蒸蛋。山药 100g，枸杞 30g，煮粥为早餐。主食以荞麦面粉为主。副食以冬瓜、南瓜、苦瓜及绿叶菜等为主。

2）肾元不固者症见小便频多或混如脂膏，伴乏力，神疲，腰痛肢软。施食应以益气补肾固精为基础。

食疗药膳方为：山药 100g，枸杞 20g，煮粥或用枸杞蒸蛋。黄芪、肉桂、当归炖鸡。首乌 20g 加水煎半小时，取汁煮鸡蛋，每日 1 个。主食以黄豆、玉米面粉为主。副食以洋葱、莲藕、豆腐、胡萝卜、黄瓜等为主。

3）肝肾不足者症见两目视物昏糊，自觉乏力，神疲，消瘦，腰膝酸软。施食应以滋肾填精，养肝明目为基础。

食疗药膳方为：山药 60g，薏苡仁 30g，煮粥食，每日 2 次。主食以未精加工面粉、全麦、豆类等为主。副食以山药、魔芋、南瓜、芹菜、胡萝卜、油菜、洋葱等为主。用菊花泡水代茶饮。

3. 八段锦锻炼法

练习八段锦能提高机体对胰岛素的敏感性，改善血糖控制情况和能量代谢，增强肌肉组织对脂肪酸的摄取和氧化。

4. 自我按摩法

（1）通任脉：用拇指指腹沿任脉由天突至中极做推法，双拇指交替操作 10 遍。

（2）推胰脏：双手掌由外向内推腹部胰脏体表投影区，一推一拉交替操作 20 遍。

（3）揉腹部：以神阙为中心揉腹，顺时针、逆时针各 20 遍。

（4）揉腰背：双手握拳，以食指的掌指关节点揉脾俞、胃俞、三焦俞、肾俞，每穴各半分钟。

（5）推腰骶：双掌由脾俞自上而下推至八髎穴，操作 10 遍。

（6）通胃经：双手握空拳自上而下叩击小腿外侧胃经循行部位，以酸胀为度。

（7）调脾肾：揉脾经血海、地机、三阴交，揉肾经太溪，双手拇指沿胫骨内侧缘由阴陵泉推至太溪 5 遍，擦涌泉穴以透热为度。

六、肥胖

（一）基本概念

肥胖是多种原因导致体内膏脂堆积过多，体重异常增加，并伴有头晕乏力、神疲懒言、少动气短等症状的一类病证。

肥胖病早在《内经》中就有记载，《素问·阴阳应象大论》有"年五十，体重，耳目不聪明"的描述。在证候方面，《灵枢·逆顺肥瘦》记载："广肩，腋项肉薄，厚皮而黑色，唇临临然，其血黑以浊，其气涩以迟。"

（二）病因病机

肥胖多由过食肥甘、情志所伤、缺乏运动、年老体弱、先天不足等因素，导致气虚阳衰、痰湿瘀滞形成。

1. 饮食不节

《素问·痹论》说"饮食自倍，肠胃乃伤"，暴饮暴食或过饱易损伤脾胃。如饮食五味偏嗜，还会使相应脏腑机能偏盛，久之可损伤内脏。故《素问·生气通天论》说："味过于酸，肝气以津，脾气乃绝；味过于咸，大骨气劳，短肌，心气抑；味过于甘，心气喘满，色黑，肾气不衡；味过于苦，脾气不濡，胃气乃厚；味过于辛，筋脉沮弛，精神乃央。"如长期饮食不节，势必会超过脾胃的受纳和运化功能，饮食五味不得化生水谷精微营养周身，反而停滞不化聚湿生痰，化为余赘之膏脂，沉积于皮肉和脏腑间，发为肥胖。同时，内停之痰湿又将进一步损伤脾胃的运化功能及气血津液的正常运行，如此反复，肥胖日重，证情也趋于复杂。

2. 情志所伤

脾在志为思，"思伤脾"，脾伤则运化失健，水湿痰浊膏脂内生。情志抑郁，一则引起肝气不舒气机失调，津液输布失常，水湿滞留；二则肝郁"木不达土"，影响脾胃；还可引起气滞血瘀，出现血瘀的证候。

3. 运动缺乏

喜卧好坐，缺乏运动，导致气血运行不畅。脾主身之肌肉，脾又主四肢。四肢肌肉筋脉的营养以及功能均有赖于脾胃之水谷精微。因此，缺乏运动，脾胃呆滞，运化失常，不能布散水谷精微及运化水湿，致使湿浊内生，酝酿成痰，化为膏脂，聚于皮肤、脏腑、经络而致肥胖证候。

4. 先天不足

肥胖的发病与肾的关系密切。"肾主水""为先天之本"，如禀赋不足，先天不充，或后天失养，损及肾本，导致肾对水液蒸腾气化不利，则水湿不化，泛滥肌肤为臃肿。

5. 年老体弱

中年以后，阴气自半，脏气功能减退；或过食肥甘，脾之运化不足，聚湿生痰；或脾虚失治，阳气衰弱，久之损及肾阳，而致脾肾阳虚，脾虚不能运化水湿，肾虚不能化气行水，水湿痰浊内停，浸淫肌肤而成肥胖。

此外，肥胖的发生与地理环境、性别等因素有关，由于女性运动量少于男性，故女性肥胖者较常见。

（三）临床表现

1. 胃热滞脾证

多食，消谷善饥，形体肥胖，脘腹胀满，面色红润，心烦头昏，口干口苦，胃脘灼痛，嘈杂，得食则缓。舌红苔黄腻，脉弦滑。

2. 痰湿内盛证

形盛体胖，身体重着，肢体困倦，胸膈痞满，痰涎壅盛，头晕目眩，口干而不欲饮，嗜食肥甘醇酒，神疲嗜卧。苔白腻或白滑，脉滑。

3. 脾虚不运证

肥胖臃肿，神疲乏力，身体困重，胸闷脘胀，四肢轻度浮肿，晨轻暮重，劳累后明显，饮食如常或偏少，既往多有暴饮暴食史，小便不利，便溏或便秘。舌淡胖，边有齿印，苔薄白或白腻，脉濡细。

4. 脾肾阳虚证

形体肥胖，颜面虚浮，神疲嗜卧，气短乏力，腹胀便溏，自汗气喘，动则更甚，畏寒肢冷，下肢浮肿，尿昼少夜频。舌淡胖，苔薄白，脉沉细。

（四）转归及危害

1. 病机转化

本病病变过程中常发生病机转化，一是虚实之间的转化，如食欲亢进，过食肥甘，湿浊积聚体内，化为膏脂，湿浊化热，胃热滞脾，形成肥胖，但长期饮食不节，可损伤脾胃，致脾虚不运，甚至脾病及肾，导致脾肾两虚，从而由实证转为虚证；而脾虚日久，运化失常，湿浊内生，或土壅木郁，肝失疏泄，气滞血瘀，或脾病及肾，肾阳虚衰，不能化气行水，可致水湿内停，泛溢于肌肤，阻滞于经络，使肥胖加重，从而由虚证转为实证或虚实夹杂之证。二是各种病理产物之间也可发生相互转化，主要表现为痰湿内停日久，阻滞气血运行，可致气滞或血瘀；而气滞、痰湿、瘀血日久，常可化热，而成郁热、痰热、湿热、瘀热。三是肥胖病变日久，常变生他病。《内经》中已经认识到肥胖与消瘅等病证有关，极度肥胖者，常易合并消渴、头痛、眩晕、胸痹、中风、胆胀、痹证等。

2. 危害

肥胖是非传染病发病的重要危险因素，已成为威胁人类健康的第一杀手。

（1）肥胖导致高脂血症：血脂中游离脂肪浓度升高，胆固醇、甘油三酯、血脂等总脂成分普遍增高，血脂代谢紊乱，最终导致动脉粥样硬化。

（2）肥胖导致冠心病的发生：①主要由于脂肪过量增加，引起心脏负荷加重或血压上升。②人体能量摄入过多，引起冠状动脉硬化。③肥胖者活动减少导致冠状动脉侧支循环削弱与不足。④脂肪沉积于心包膜，影响心脏正常搏动，最终造成心肌缺血、缺氧，严重者发生猝死。

肥胖导致其他心脏病，研究表明，肥胖人群患心脏病的危险是正常人的 3 倍。

（3）肥胖导致脂肪肝：肝脏是人体内物质代谢的重要器官，由肠道吸收的脂肪在肝内分解转化再运到组织中去储存，当人饥饿时，储存的脂肪就被运到肝脏或其他组织去分解利用。肥胖者摄入量长期超过机体需要，且肝脏脂肪含量过多，超过肝脏负荷能力，肝内脂肪的分解利用形成障碍，使脂肪在肝细胞内堆积形成脂肪肝。肥胖者都有不同程度的脂肪肝，甚至包括儿童。

（4）肥胖导致脑血管病：由于血液中胆固醇浓度的升高，血管壁通透性增强，类脂物质沉积于血管壁，引起血管硬化，血液的黏稠度增高，血小板过多，最终形成脑血栓。

此外，肥胖还会产生心理影响：①青少年由于肥胖而导致体态臃肿、行动不便，容易被同龄人取笑和攻击，导致其脱离群体，产生自卑情绪，致使其性格内向，严重的甚至会引起抑郁症。②成年人由于肥胖而导致工作机会丢失，生活陷入困境，从而引起心理扭曲。

（五）患病高危人群判定及预防

1. 患病高危人群判定

营养摄取过量以及缺乏运动都会引起肥胖。在物质丰富的现代社会，肥胖已经成为一种流行病，并且肥胖的发病率还在日益增长，与肥胖有关的 2 型糖尿病、高血压和心脏病等的发病率也在不断增加。那么，易发生肥胖的人群有哪些呢？

（1）喜欢吃甜食、油腻食物，以及喜欢吃夜宵的人容易发胖。多食少动的人更容易发胖。

（2）有肥胖家族史，以及出生时体重明显超重的婴儿在成长过程中较其他人容易发生肥胖。

（3）喜欢饮酒，尤其是嗜饮啤酒的人容易发胖。

（4）女性在青春发育期、妊娠哺乳期和绝经期后由于卵巢功能和饮食的变化容易发生肥胖。

（5）长期从事重体力劳动的人，以及从小进行体育锻炼的运动员和体育爱好者，当他们停止重体力劳动和运动后，常常会在不知不觉中发胖。

2. 肥胖的预防

预防肥胖要从小做起，胎儿时期就要预防胎儿过重，儿童时期要平衡膳食、规律运动，定时检测体重。

（1）胎儿期——预防胎儿过重。

要预防新生儿体重过重，孕妇在妊娠期需增加营养，但并不是营养摄入越多越好。如果孕妇体重增加过快，常会导致胎儿出生体重过重，使今后发生肥胖的概率大大增加。

要预防胎儿体重过重，孕妇首先要定期检测体重增长是否符合正常妊娠的生理规律。正常孕妇妊娠前 3 个月体重增加 1.5~3kg，以后每周增加 400g，至足月时体重比未妊娠时增加 12.5kg。其次，孕妇要根据体重增加情况调整热量摄入。第三，孕妇还要保证适当的活动量，如散步、轻体力活动等。

（2）儿童、青少年期——平衡膳食＋规律运动＋检测体重。

从小养成良好的饮食和运动习惯，会让孩子受益终身。

首先，应帮助孩子养成良好的饮食习惯。家长应该认识到，孩子有能力根据自己的生长需要来调控热量摄入，家长只需提供多样化的食物，由孩子自己决定吃不吃、吃多少。在日常生活中，家长要以身作则，言传身教，让孩子从小养成良好的饮食习惯。

其次，通过增加活动量以增加热量的消耗是预防肥胖的一个重要措施。即使在婴儿期，也不要总是将孩子抱在手中，而要帮孩子翻身、常做被动操。在幼儿期，要多让孩子独立走、跑、跳、玩游戏。在学龄期和青少年期，要让孩子每天有 30~60 分钟的体力活动。

此外，还要定期帮助孩子检测体重，发现体重增加过快时，则应引起重视，及时调整。

（3）其余易肥胖人群——节制饮食＋坚持运动＋行为疗法。

1）节制饮食：预防发胖和减肥必须以节食为主，肥胖与饮食有密切关系。不论肥胖轻重都要做到"三低"，即饮食低脂肪、低糖和低盐，多吃水果和高纤维素的蔬菜，改掉临睡前吃点心及饭后立即睡觉的习惯。孕妇也应忌食量过多及营养过剩。合理膳食，避免产后肥胖。

2）坚持运动：平时要加强体育锻炼，多运动，以增加热量的消耗，并与节制饮食相配合。一个体重正常的人，应每天通过一定量的体力活动，把摄入的热量全部消耗，做到收支平衡，才能防止发胖。而对一个肥胖者来说，每天消耗的热量要超过摄入的热量，做到入不敷出，才能减轻体重，达到减肥的目的。

3）行为疗法：制定的减重目标要具体，且是可以达到的。例如，以"每天走路 30 分钟或每天走 5000 步"代替"每天多活动"；开始时每天走路 30 分钟，逐步到增加 45 分钟等。

（六）中医特色调理方案

1. 药物治疗

（1）单味中药：近年来的实验证明，多种中药都具有减肥祛脂的作用。

1）祛痰化浊、利湿降脂的有：生大黄、虎杖、苍术、泽泻、茵陈、草决明、半夏、番泻叶、洋葱、大蒜、蚕蛹、槐米、柴胡、金银花、姜黄、茅根、荷叶、薏苡仁等。

2）活血化瘀、减肥祛脂的有：茺蔚子、丹参、赤芍、益母草、三七、生山楂、五灵脂、香附、三棱、莪术、鸡血藤、牛膝、当归、川芎等。

3）滋阴养血、减肥降脂的有：墨旱莲、女贞子、首乌、生地、山茱萸、枸杞子、菊花、桑寄生、灵芝等。

（2）复方中药：中医认为，肥胖与脾胃虚损、脾肾阳虚有关，从而导致运化失职，水谷不能转化为气血精微，而成为痰浊凝聚于体内，进而化为气滞血瘀、湿热等虚实夹杂的多种肥胖变症。复方中药按照功效可分为以下几种：

1）化湿：代表方为二术四苓汤、泽泻汤、防己黄芪汤。

2）祛痰：轻者用二陈汤、平陈汤、三子养亲汤，重者用控涎汤。

3）利水：微利用五皮饮，导水用茯苓汤、小分清饮。

4）通利腑气：用小承气汤、调胃承气汤。

5）消导：用三消饮、保和丸。

6）疏肝利胆：用温胆汤、疏肝饮、消胀散。

7）健脾：用五味异功散、枳术丸、五苓散、参苓白术散。

8）温阳：用济生肾气丸、甘草附子汤、苓桂术甘汤。

（3）验方：中医治疗肥胖取得了很大进展，临床治疗方法趋于多样化，逐渐形成了一些效果显著的专方，有些已被动物实验证实。

1）定心方：主要由苦参、黄连、酸枣仁、三七、赤芍、党参、灵芝、丹参等中药组成。

2）清平减肥茶：主要由山楂、枸杞子、瓜蒌、甘草等中药组成。

3）芙蓉降脂减肥灵：主要由山楂、神曲、法半夏、茯苓、萝卜子、荷叶、陈皮、白术、人参等中药组成。

4）减肥轻身汤：主要由茉莉花、玫瑰花、荷叶、草决明、枳壳、泽兰、泽泻、桑椹、补骨脂、首乌等中药组成。

5）三花减肥茶：主要由玫瑰花、茉莉花、代代花、川芎、荷叶等中药组成。

6）海藻轻身汤：主要由海藻、夏枯草、白芥子、薏苡仁、山楂、泽泻、茵陈、甘草等中药组成。

2. 针灸

针灸减肥通过刺激腧穴，疏通经络，加强脏腑功能，调整气血阴阳失衡，达到扶助正气，祛除停滞于体内的邪气，既能取得整体减肥的效果，还能消除局部脂肪，达到局部减肥的目的。

（1）根据肥胖部位的不同，选用不同的穴位。

胸腹部选取中脘、天枢、中极、膻中穴，四肢部选取伏兔、足三里、阴陵泉、丰隆为主穴，连续对患者进行针刺，针刺后还可连接电针机，疗效更佳。

（2）根据肥胖类型的不同，选用不同的穴位。

脾虚湿滞型取穴：内关、天枢、三阴交、水分、列缺。

冲任失调型取穴：四满、支沟、三阴交、血海、关元、太溪。

胃强脾弱型取穴：四满、曲池、支沟、腹结、血海、内庭。

以上每天 1 次，1 个月为 1 个疗程。

（3）单纯性肥胖患者取穴：中脘、气海、滑肉门、支沟、大横、梁丘、足三里、三阴交。阴虚内热者加内关、太溪，食欲亢进者加上脘、下巨虚、手三里，肝郁气滞者加太冲、阳陵泉。针刺得气后，接通电针，采用疏密波，强度适宜，每次 30 分钟，每天 1 次，10 天为 1 个疗程。

3. 耳针疗法

有研究认为，肥胖要责之肺、脾、胃、肾的功能失调，水液失于正常的输布代谢，痰湿阻于体内，致使体内气机失畅，日久则导致经络闭阻，冲任带脉失于对人体的调摄，因此在耳穴治疗上，常选取肺、脾、胃、肾、饥点、三焦、内分泌、子宫、皮质下、神门等对患者进行治疗。

4. 穴位敷贴

穴位敷贴是指将药物制成一定的剂型，作用于某些穴位或特定的部位上，发挥药物疗效和穴位刺激的双重作用，从而达到调整机体功能和治疗疾病目的的一种方法。

采用穴位敷贴对腹型肥胖患者进行减肥，首先将大黄、冰片、制南星、三棱、莪术这几种药物研成粉末，并按 3:1:3:3:3 比例混合均匀，然后加入甘油把药物粉末按顺时针的方向调成膏状，并制成约 1.5cm×1.5cm×0.3cm 的药贴，最后将这些小药贴贴于患者腹部的相应穴位上，包括中脘、关元、气海、水道、大横、天枢，贴好后用胶布固定，每日至少要保留 6 小时，最好不要超过 8 小时，患者可根据自身情况将其取下（皮肤不适者应立即取下或遵医嘱）。治疗为每日 1 次，10 次为 1 个疗程。

5. 食疗

中医食疗是在中医理论的指导下，利用食物性和味的搭配及所含营养成分或其他成分，作用于人体一定的脏腑，达到调和气血，平衡阴阳，防治疾病，健身延年的目的。

《医部全录》中有记载冬瓜为方可治疗肥胖："人太肥欲得瘦轻健，可用冬瓜作羹长期食用，欲增肥则勿食此物。"中医学有肥人多痰、多气虚之说，肥胖的原因是气虚和痰湿内蕴。一般说，肥胖患者大多饮食失调或食欲亢进或偏嗜肥腻甘甜之食，久之导致脾失健运、肺失肃降、痰湿内蕴、滞纳机体而成肥胖。因此，中医食疗以健脾益气，化痰除湿为主，可选用茯苓、赤豆、薏苡仁、陈皮、荷叶、苦瓜、山楂、冬瓜、黄瓜、海带、黄豆芽、豆腐、鳝鱼、鸭肉、莴笋等食物组成配方。

另外，通过选用具有化痰祛湿，行气消积，益气健脾，导滞通便作用的药膳，如山楂茯苓饼、莱菔粥、海带决明汤等，无论在减肥的疗效上，收效的时间上及伴随症状、体征的改善上都有明显的效果。

6. 其他

另外，还有小针刀疗法、艾灸疗法、火罐疗法、按摩疗法等，都对肥胖有一定疗效。

七、过敏

(一) 基本概念

过敏又称为变态反应，1906 年由奥地利医生 Vonpirguet 首次提出，用以描述机体对各种抗原刺激产生的一种超强的免疫应答。

过敏性疾病又称变态反应性疾病，趋向于发生在有特殊过敏体质的人群，即特应性人群。临床常见的过敏性疾病主要有：过敏性鼻炎、过敏性咽炎、过敏性哮喘、过敏性皮炎、过敏性肠炎、食物过敏和过敏性休克等。

中医对过敏现象的观察和研究已历经千年。《素问·脉解》言："所谓呕咳上气喘者，阴气在下，阳气在上，诸阳气浮，无所依从，故呕咳上气喘也。"这可能是关于哮喘的最早描述。

(二) 病因病机

引起过敏性疾病发生的因素众多，主要有内因（禀赋、体质）和外因（六淫之邪、药食毒邪）等。对于过敏性疾病，中医认为发病与否仍然取决于人体"正气"和自然界的"邪气"。自然界的邪气对于人群来说大体是相同的，但人体因为存在不同的体质状态，其"正气"就会存在差异，这种差异来自于个体遗传所致的特异体质。没有这种特异体质的机体，一般不会发生过敏反应。

1. 禀赋不足，易于过敏

过敏性疾病多自幼而患，存在天生异禀，且有一定的遗传性和家族性。体质与过敏性疾病的发生具有一定的内在联系，并具有一定的规律性，同一类型的体质对某些过敏性疾病有易感性。如巢元方在《诸病源候论·漆疮候》中就曾描述不同禀赋的人接触漆的不同反应："漆有毒，人有禀性畏漆，但见漆便中其毒……亦有性自耐者，终日烧煮，竟不为害者。"

2. 外邪侵袭，诱发过敏

过敏性疾病与外环境中的六淫之邪、药食毒邪等关系密切。如过敏性皮炎以突发皮肤瘙痒为主，这种病状和中医的"风瘙痒"及"痒风"颇为相似，系风邪客于腠理，往来于肌肤，导致经气不宣，故瘙痒不已。过敏性鼻炎、过敏性哮喘等肺系疾病常在气候寒温变化时诱发或加重。药物或食物过敏是药毒或食毒的一种典型表现，以皮肤瘙痒为主，少数可出现咳嗽、哮喘，甚至紫癜、休克等。

(三) 临床表现

过敏性疾病的种类繁多，根据发病部位不同，临床中最常见的有两种类型：一是以皮肤黏膜为主的病变，如湿疹、荨麻疹、过敏性紫癜、接触性皮炎等。二是以肺系病变为主的疾病，如支气管哮喘、过敏性鼻炎、咳嗽变异型哮喘等。具有过敏体质的人发生过敏性疾病的表现各有差别。如同为过敏性荨麻疹，有的患者症状表现为水肿、渗出明显，有的患者以瘙痒为主；同为过敏性鼻炎，有的患者以鼻痒、喷嚏为主，有的患者以鼻塞、流涕为主。

不同器官和不同过敏原引起的过敏性疾病其临床表现各不相同。

1. 呼吸系统

喘息、咳嗽、呼吸困难。

2. 消化系统

急性症状包括腹痛、恶心、呕吐、厌食、腹胀、腹泻等。慢性症状包括腹泻、腹痛、体重减轻、倦怠乏力、多种维生素缺乏及电解质紊乱等。

3. 耳鼻咽喉

典型的症状有阵发性喷嚏、清水样涕、鼻塞和鼻痒等，严重程度不一，部分患者有眼部症状，包括眼痒、灼热感和流泪等。

4. 皮肤

急性症状有皮肤潮红、风团广泛、瘙痒难忍、口唇发麻、肿胀等皮肤、黏膜症状，出现早且发生率高，皮疹进展较快，严重者可出现水疱和大面积的表皮松解、脱落症状。慢性症状如荨麻疹、血管神经性水肿、慢性湿疹、瘙痒症、过敏性紫癜或固定性红斑。

5. 其他器官

全身急性临床表现以低血压、循环衰竭、过敏性休克为主要表现，部分慢性过敏性疾病可表现为唇及舌部的血管神经性水肿、复发性口腔溃疡、偏头痛或全头痛等。

（四）转归及危害

过敏性疾病的发展有其自然进程，即在特定的年龄阶段，先后出现特征性的变态反应临床表现，并持续多年，随着年龄的增长，某些症状可能占主导地位，而其他症状减轻或完全消失，有少部分患者病情可逐年加重，随暴露过敏原次数的增多，症状越来越严重。通常儿童特异性皮炎（湿疹）和食物过敏是首发症状，逐渐发展为过敏性鼻炎，最终导致哮喘。

过敏性疾病的特点是，患者的严重程度难以预料（一个看似健康的成人或儿童，可因此类疾病的发作在数小时内死亡），发病率高，且受累人群一半左右为儿童和青少年。近年来，过敏性疾病（特异性皮炎、食物过敏、过敏性鼻炎和哮喘等）发病率逐年增加，严重影响了患者的生活和健康，尤其对于儿童的体质、性情和学习等会造成更大的不利影响，同时也给社会造成巨大的经济负担。

（五）患病高危人群判定及预防

1. 患病高危人群判定

由于过敏性疾病是多基因遗传疾病，迄今为止无特异性基因被用于过敏性疾病高危人群的筛查。人们曾试图通过脐血 IgE 水平、婴儿早期对鸡蛋过敏、血清嗜酸性粒细胞阳离子蛋白、各种细胞因子等生物学标志预测过敏性疾病发生的危险性，但研究显示，上述指标并不可靠和足够敏感。因此，从基因遗传背景中能否寻找到确定过敏性疾病高危人群的基因值得进一步研究。

（1）儿童和青少年：过敏性疾病的发病率约占世界人口的30%~40%，而且正以每年1%的速度增加，患者的严重程度难以预料，发病率高，且受累人群50%左右为儿童和青少年（见下表）。

过敏性疾病的遗传性

家长	儿童的患病风险
父母都不过敏	15%~20%
只有父亲过敏	45%
只有母亲过敏	50%
父母都过敏	70%
父母都严重过敏	>90%

通过表中数据可知，任何儿童都可能过敏，但是有家族史者更容易过敏。儿童能遗传家族的基因成为过敏体质，但不是所有的人都会发展为过敏性疾病。另一方面，没有过敏家族史的儿童依然可以出现过敏症状，对这种遗传机制尚未研究清楚。

（2）妊娠期妇女：妇女妊娠期体液免疫无明显变化，细胞免疫略有下降。研究显示，患有支气管哮喘的孕妇妊娠期发生先兆子痫、胎盘前置、高血压、呼吸道和泌尿道感染的概率明显高于不患支气管哮喘的孕妇。患有严重哮喘孕妇中发生早产、新生儿低体重、呼吸窘迫、高胆红素血症、畸形等的概率明显高于正常孕妇。

（3）职业：职业过敏的患者，常常是上班时间或上班一段时间后感到特别不适，或是症状加重，休假后病情又趋于好转。常见的职业过敏性疾病有气喘、过敏性鼻炎、过敏性支气管炎及肺炎、眼睛过敏、接触性皮炎等。发病原因可能是接触工作场所的过敏原（如咖啡豆、塑胶制品、食品添加剂等），或是化学物质直接刺激。

（4）老年人：衰老与过敏性疾病的发生关系密切。人体结构成分的衰老变化包括水分减少、细胞数减少、器官功能下降；三大代谢平衡失调；各系统的生理性老化（皮肤系统生理性老化、感觉减退、呼吸系统老化、消化系统老化、泌尿生殖系统老化、神经精神系统老化、免疫屏障老化）。

老年过敏性疾病除具有相应的过敏疾病的临床表现外，常具有以下老年疾病的共同特点：①症状及体征不典型。②多病型。③发病快，病程短。④易发生意识障碍。⑤易引起水、电解质紊乱。⑥易发生全身衰竭等。

2. 预防

（1）针对儿童和青少年：由于过敏性疾病发生的年龄特征，多数干预研究集中在儿童早期。哮喘和过敏性疾病的胚胎期干预在理论上有其合理性，但难以实施。已知引起儿童过敏性疾病的危险因素包括早期喂养、食物、感染、过敏原、空气污染和香烟等。针对过敏性疾病的预防而言，加强宣教，一级预防越早越好，甚至在母孕期就开始，针对健康儿童，预防过敏性疾病的发生。二级预防是针对已经发生过敏的儿童，采取有效措施预防过敏症状加重。三级预防是针对慢性病患者采取有效的治疗方案，防止病情恶化和降低疾病对生活质量、学习能力的不良影响。具体方案有：

1）食物预防：有资料表明，母亲怀孕期和孩子的儿童时期，多摄入新鲜水果、蔬菜，少食反式脂肪酸和单糖，可以有效降低过敏性疾病的发病风险。

2）环境预防：避开过敏原。如吸烟产生的烟尘是发生哮喘和其他过敏性疾病的重要原因。尘螨是环境中常见的过敏原，严格避免尘螨和高抗原性食物可以减少高风险组婴儿的过敏原致敏。

3）适当锻炼：小儿脏腑娇嫩、形气未充、生长发育迅速，适度的户外活动有助于自身免疫力的提高，增强抗病能力。

4）其他：中医疗法包括三伏贴、三九贴、脐贴、针灸、推拿等；西医疗法包括抗组胺药、糖皮质激素、抗白三烯制剂等。

（2）针对特殊人群

1）孕前进行体检，综合评估和调理身体状态；孕中膳食平衡，营养优化，尤其是妊娠后期脂质、抗氧化剂和维生素 A 的补充，适当锻炼，保持心情舒畅，避免接触已知的过敏原，禁止吸烟（包括吸二手烟）；产后充分休息，避风寒，保暖，适当增加营养以助身体恢复。

2）工厂保健预防包括四部分，入场体检、年度健康检查（增加过敏症状询问），环境测定及劳动检查。个人卫生习惯的养成，避免直接接触过敏原，必要时应进行适当防护。家族过敏史的了解。减少工作中过敏原的暴露危害。环境清洁的维护。

3）老年人应注意观察总结可能的过敏原并避免接触，饮食上注意尽量少吃生冷、辛膻等发物，饮食均衡，戒烟酒，起居有常，适当锻炼，若有身体不适，及早进行医疗干预。

（六）调理方案

目前，西医对于过敏性疾病的治疗方案主要包括三种：

1. 尽可能找出过敏原，避免再次接触，如除尘、除螨、防花粉等，但这是比较被动的方法，在实际生活中很难实施。

2. 阻断或干扰变态反应的某些环节以及控制炎性反应和缓解临床症状。

3. 采用特异性免疫治疗以改善患者体内的免疫反应过程，即脱敏治疗。

中医体质理论认为，体质具有可调性，因此改善过敏体质是中医防治过敏性疾病的重要手段。对于具有过敏体质而未发病的人群，应积极改善其特殊体质，实现病因预防，阻止相关疾病的发生。在发病时，通过辨体、辨病、辨证相结合，在调节患者体质的基础上综合用药，标本兼治过敏性疾病。

（七）常见过敏性疾病的防治

1. 过敏性鼻炎

临床以阵发性鼻痒、连续喷嚏、鼻塞、鼻涕清稀量多为主要症状，伴有失嗅、眼痒、咽喉痒等，起病迅速，症状一般持续数分钟至数十分钟，间歇期无喷嚏及鼻塞，可并发荨麻疹、哮喘等病。常因接触花粉、烟尘、化学气体等致敏物质而发病，有时环境温度变化亦可诱发。鼻腔检查黏膜多为苍白，少数充血，下鼻甲肿胀，发作时有较多清稀分泌物。属于中医学"鼻鼽""鼽"的范畴。具有冬春季节多发、晨起多发、吹风受凉多发、吹空调冷气多发的特点。此病本质为本虚标实，即在肺、脾、肾三脏虚损的基础上，感受风寒异气，鼻窍受邪所致。

（1）内治

1）肺经郁热，上犯鼻窍

主症：鼻痒，喷嚏频作，流清涕或黏涕，鼻塞，胸闷气粗，常在夏秋闷热天气发作，或见咳嗽，咽痒，咽干，烦躁等症状。舌质红，苔白或黄或黄厚，脉数。

治法：清宣郁热，通利鼻窍。

代表方：辛夷清肺饮加减。

方中重用石膏、黄芩、栀子、知母、桑白皮清泻肺热；辛夷花、枇杷叶、升麻宣肺通窍；百合、麦冬清养肺金。

2）肺气虚寒，卫外不固

主症：鼻痒遇寒加重，喷嚏时作，清涕如水，鼻塞，嗅觉减退，畏风怕冷，自汗，气短懒言，面色苍白。舌质淡，苔薄白，脉浮虚。

治法：温肺散寒，益气固表。

代表方：过敏煎或玉屏风散合桂枝汤加减。

3）脾气虚弱，清阳不升

主症：鼻痒，清涕涓涓而下，鼻塞，面色无华，形体消瘦，食少纳呆，大便溏薄，神疲乏力，四肢倦怠。舌质淡，舌体胖大，边有齿痕，苔薄白，脉濡。

治法：补脾益气，生阳通窍。

代表方：补中益气汤加减。

4）肾阳不足，温煦失司

主症：鼻痒，喷嚏连连，鼻流清涕，反复发作。形寒肢冷，精神不振，腰膝酸软，小便清长，夜尿频多，头晕目眩。舌质淡，苔薄白，脉沉细无力。

治法：补肾助阳，纳气通窍。

代表方：金匮肾气丸加减。

（2）外治法

1）滴鼻：选用芳香散邪通窍的中药滴鼻剂滴鼻。

2）嗅鼻：可用白芷、川芎、路路通、细辛、辛夷共研细末，置瓶内，时时嗅之。

3）塞鼻：细辛膏，棉裹塞鼻。

4）涂鼻：可用鹅不食草干粉加入凡士林，制成药膏，涂入鼻腔，每日2~3次，或用干姜适量，研末，蜜调涂鼻内。

（3）针灸：临床常用的腧穴有神庭、迎香、印堂、合谷、足三里、风池、肺俞、列缺、大椎、风门、脾俞、肾俞、鼻通、上迎香、百会、上星、攒竹、太溪、太冲、肝俞、血海、膈俞、曲池、命门、大杼、通天、鱼际、丰隆、素髎、三阴交、尺泽、太渊、下关等。

临床常用的针灸疗法有：①单纯针刺疗法。②蝶腭神经节针刺疗法，主要选3个穴，下关、颧髎、蝶腭穴。③针刺结合艾灸疗法，如取大椎、肺俞、风门、脾俞、肾俞，采用隔姜灸法，此为温法；配用快针取曲池、合谷、列缺、迎香、印堂、外关、太冲穴，浅刺少留针，此为清法。清温两法结合，扶正祛邪。

（4）其他疗法

1）穴位按摩：每日晨起前，以双手食指或中指按揉鼻旁两侧迎香穴，至局部有热感、鼻腔湿润为度。急性发作期，加揉印堂、神庭。

2）穴位敷贴：三伏贴、三九贴、脐贴等。

（5）生活调护：慎起居，避风寒，节饮食，畅情志，适锻炼。作息规律，保持居室环境清洁，被褥床单经常换洗，可防止对尘螨过敏。随气温变化适时增减衣物，出门佩戴口罩，以防外邪经口鼻皮肤侵入，诱发旧疾。饮食清淡均衡，粗细搭配适当，荤素配伍合理。尽量少食可能诱发过敏的食物。保持身心舒畅，锻炼身体，增强体质。

2. 荨麻疹

荨麻疹是一种以风团时隐时现为主的瘙痒性、过敏性皮肤病。其特点是皮肤有鲜红色或苍白色风团，发无定处，忽起忽退，瘙痒不堪，消退后不留痕迹，可伴发热、呕吐、腹痛等症状。本病男女老幼皆可发病，尤以中青年多见。急性者发病突然，数小时后迅速消失不留痕迹，后又不断成批发生，经治疗除去病因后，在1~2周停止发生。慢性者反复发作，长达数月、数年而不愈。此病属中医"瘾疹"范畴。

（1）内治

1）风寒证

主症：皮疹色白，遇冷或风吹则加剧，得热则减轻，多冬季发病，苔薄白或稍腻，脉迟或濡缓。

治法：疏风散寒，调和营卫。

代表方：桂枝汤加减。

2）风热证

主症：皮疹色红，遇热则加剧，多夏季发病，苔薄黄，脉浮数。

治法：疏风清热。

代表方：消风散加减。

3）肠胃湿热证

主症：发疹时伴脘腹疼痛，神疲，纳呆，大便秘结或泄泻，甚至恶心、呕吐，苔黄腻，脉滑数等。

治法：祛风解表，通腑泄热。

代表方：防风通圣散合茵陈蒿汤加减。

4）血热证

主症：晚间发作较重，先皮肤灼热刺痒，搔后即随手起风团或条索状隆起，越搔越多，发疹时伴心烦不宁，口干思饮，苔剥舌红，脉弦滑数。

治法：凉血清热，消风止痒。

代表方：犀角地黄汤合消风散加减。

5）血瘀证

主症：皮肤暗红，面色灰暗，口唇色紫，风团可发于腰带、表带压迫处，舌紫或有瘀点，脉细涩。

治法：活血祛风。

代表方：桃红四物汤加减。

6）气血两虚证

主症：反复发作，延续数月或数年，劳累后则发作加剧，神疲乏力，舌淡苔薄白，脉濡细。

治法：补益气血。

代表方：八珍汤加减。

7）脾胃虚寒证

主症：发疹时伴有形寒肢冷，脘闷纳呆，神疲乏力，腹痛便溏，舌淡苔薄，脉沉细缓。

治法：温中健脾，调和营卫。

代表方：附子理中汤合桂枝汤加减。

8）冲任不调证

主症：常在月经前2~3日开始发疹，往往随着经净逐渐减轻或消失，但在下次月经来潮时又复发，苔薄舌紫，脉细。

治法：调摄冲任。

代表方：二仙汤合四物汤加减。

（2）外治：香樟木、蚕砂各30~60g，煎汤熏洗。

（3）针灸疗法

1）针刺主穴有：曲池、合谷、血海、三阴交、膈俞。风热者加大椎、风门；风寒者加风门、肺俞；血虚风燥加风门、脾俞、足三里；肠胃实热加内关、支沟、足三里；喉头肿痒、呼吸困难加天突、天容、列缺、照海；女性经期风疹伴月经不调加关元、肝俞、肾俞。

2）皮肤针：取风池、曲池、血海、夹脊穴。中等强度手法叩刺，至皮肤充血或隐隐出血为度。急性者，每日 1～2 次；慢性者，隔日 1 次。

3）三棱针放血、拔罐：常用曲泽、委中、大椎、风门穴。

4）耳针：常用肺、胃、肠、肝、肾、肾上腺等。

（4）预防护理：在治疗期间避免接触过敏性物品及药物。忌鱼、虾、蟹、酒类、咖啡、葱、蒜等刺激性饮食，适当锻炼，保持大便通畅。

3. 过敏性哮喘

过敏性哮喘又称变应性哮喘，是由于接触各种致敏物质导致气道的反应性增高，引起广泛气道狭窄的变态反应性疾病。哮是指喉中声响而言，喘是指呼吸急促而言，气息急促，升多降少，哮在发作期间，每于喘促相兼，而喘则未必兼哮，一般统称为哮喘。临床以发作时喘促气急，喉间痰吼哮鸣，呼气延长，严重者不能平卧，呼吸困难，张口抬肩，摇身撷肚，唇口青紫为特征。具有反复发作性、可逆性和长期性的特点。一年四季均可发生，往往因气候骤变而诱发，"哮作四时寒为首"。本病有明显的遗传倾向，初发年龄以 1～6 岁多见。大多数病儿可经治疗缓解或自行缓解，在正确的治疗和调护下，随年龄的增长大多可以治愈。但如长时间反复发作，会影响到肺的功能，甚至造成肺肾两虚，喘息持续，难以缓解，或反复发作，甚至终身不愈。过敏性哮喘是小儿的常见肺系疾病。有人估计至少 70% 的哮喘患者属于或部分属于过敏性哮喘，在儿童中过敏性哮喘高达 80% 左右。

（1）内治

1）发作期

①寒性哮喘

主症：咳嗽气喘，喉间哮鸣，痰多白沫，形寒肢冷，鼻流清涕，面色淡白，恶寒无汗，舌淡红，苔白滑，脉浮滑。

治法：温肺散寒，化痰定喘。

代表方：小青龙汤合三子养亲汤加减。

②热性哮喘

主症：咳嗽喘息，声高息涌，喉间痰鸣，咳痰黄稠，胸膈满闷，身热面赤，口干咽红，尿黄便秘，舌红苔黄，脉滑数。

治法：清肺涤痰，止咳平喘。

代表方：麻杏石甘汤合苏葶丸加减。

③外寒内热

主症：喘促气急，咳嗽痰鸣，鼻塞喷嚏，流清涕，或恶寒发热，咳痰黏稠色黄，口渴，大便干结，尿黄，舌红苔白，脉滑数或浮紧。

治法：解表清里，定喘止咳。

代表方：大青龙汤加减。

④肺实肾虚

主症：病程较长，哮喘持续不已，喘促胸满，动则喘甚，面色欠华，畏寒肢冷，神疲纳呆，小便清长，常伴咳嗽痰多，喉中痰吼，舌淡苔薄腻，脉细弱。

治法：泻肺补肾，标本兼顾。

代表方：偏于上盛者用苏子降气汤加减；偏于下虚者用都气丸合射干麻黄汤加减。

2）缓解期

①肺脾气虚

主症：多反复感冒，气短自汗，咳嗽无力，神疲懒言，形瘦纳差，面色少华，便溏，舌质淡，苔薄白，脉细软。

治法：健脾益气，补肺固表。

代表方：人参五味子汤合玉屏风散加减。

②肺肾阳虚

主症：动则喘促咳嗽，气短心悸，面色苍白，形寒肢冷，脚软无力，腹胀纳差，大便溏泄，舌质淡，苔薄白，脉细弱。

治法：健脾温肾，固摄纳气。

代表方：金匮肾气丸加减。

③肺肾阴虚

主症：咳嗽时作，喘促乏力，咳嗽不爽，面色潮红，夜间盗汗，消瘦气短，手足心热，夜尿多，舌质红，苔花剥，脉细数。

治法：养阴清热，补益肺肾。

代表方：麦味地黄丸加减。

（2）外治：白芥子21g，延胡索21g，甘遂12g，细辛12g，共研细末，分成3份，每隔10天使用一份。用时取药末1份，加生姜汁调，稠如1分硬币大，分别贴在肺俞、心俞、膈俞、膻中穴，贴2~4小时揭去。若贴后皮肤发红，局部出现小疱疹，可提前揭去。贴药时间为每年夏天的初伏、中伏、末伏，共3次，连用3年。

（3）针灸疗法

1）针刺主穴：肺俞、中府、天突、膻中、孔最、定喘、丰隆。寒饮伏肺加风门、太渊；痰热壅肺加大椎、曲池、太白；肺脾气虚加脾俞、足三里；肺肾阴虚加肾俞、关元、太溪；心肾阳虚加心俞、肾俞、气海、关元、内关；潮热盗汗加阴郄、复溜。

2）耳针：对耳屏尖、肾上腺、气管、肺、皮质下、交感，每次选 3 穴，毫针强刺激，留针 30 分钟。发作期每日治疗 1~2 次。缓解期用弱刺激，每周治疗 2 次。

（4）预防调护：重视预防，积极治疗和清除感染病灶，避免各种诱发因素，如吸烟、漆味、气候突变等。发病季节，避免过度活动和情绪激动，以防诱发哮喘。居室宜空气流通，阳光充足。饮食宜清淡而富有营养。注意心率、脉象变化，防止哮喘大发作产生。

附：过敏性鼻炎－哮喘综合征（CARAS）

CARAS 是同时发生的临床或亚临床的上呼吸道和下呼吸道过敏性症状，二者往往同时并存。发作期除了表现为反复发作喘息、气急、胸闷，双肺闻及散在或弥漫的以呼气相为主的哮鸣音等下呼吸道症状外，还表现为鼻痒、鼻塞、流涕、喷嚏等上呼吸道症状，同时兼有过敏性结膜炎等表现。缓解期患者上述症状、体征消失，肺功能恢复到急性发作期前水平。

据流行病学调查报道，80% 的支气管哮喘患者同时存在过敏性鼻炎，而 45% 左右的过敏性鼻炎患者也同时伴有哮喘。两者往往同时存在，相互关联。过敏性鼻炎常伴发哮喘，未控制的过敏性鼻炎可加重哮喘的病情，因此两者的协同治疗越来越受关注。目前，西医治疗以糖皮质激素为主，但不良反应较多。中医药在对过敏性鼻炎与哮喘相兼为病的预防及治疗中发挥着重要作用，且安全有效。

在治疗 CARAS 时，应树立肺鼻同治的整体观念。基于"哮即痰喘之久常发者，因内有壅塞之气，外有非时之感，膈有胶固之痰，三者结合，闭拒气道，搏击有声，发为哮病"的病机，各家皆宗"未发以扶正气为主，既发以攻邪气为急"的原则，从"风"（内风和外风）、"痰"（风痰、寒饮、热痰）、"气"（气逆）、"虚"（肺脾肾虚）论治。发作期以治标为急。祛外风或内风，温化寒痰，祛风涤痰，或清化热痰，宣降肺气，芳香通窍，同时兼顾阴阳气血之不足。缓解期以补虚为本。补肺、健脾、益肾为主，气虚者予温补，阴虚者予滋养，阳虚者予温阳，同时宜酌量加入消散之品，或疏风，或活血，或祛痰，使补而不滞。

针灸治疗主要以祛风穴位和扶正固本的穴位为主，一是祛邪，二是扶助正气，抵御外邪侵袭，操作简便，副作用少，有利于临床的推广。常用腧穴以肺俞、脾俞、肾俞为主穴，支气管哮喘配以大椎、天突及鸠尾，过敏性鼻炎配以风池、迎香，属虚证毫针刺用补法，或加艾灸关元等穴，每次 3~5 壮。

八、抑郁症

（一）基本概念

抑郁症是一种以行为上出现异常表现、显著而持久的心境低落为主要症状的身心疾病。此外还会伴随饮食消化减退、身体素质降低或精神运动迟缓等。

　　抑郁症是一种具有发病率高、治愈率低和复发率高等特点的情志疾病。在发病人群中，女性明显多于男性，达到男性的 2 倍，特别在 35 ~ 45 岁时段的女性发病率最高，也常见于老人。据有关调查，我国抑郁症患者已达 3000 万，实际人数应该高于此数字，因为很多患者没意识到，或者患者不愿意承认自己患病。另外，据全球疾病负担调查估计，到 2020 年重性抑郁所导致的功能残疾将仅次于缺血性心肌病，位居第二。

　　（二）病因病机

　　西医目前还没有统一的认识，普遍为大家所接受的原因是：抑郁症患者脑内神经递质中的生物胺（如去甲肾上腺素）水平下降致抑郁症发生。传统中医学认为，抑郁症多为中医的郁证，多因郁怒、思虑、悲哀、忧愁等情志原因，导致肝气不舒、脾不运化、心神失常、脏腑阴阳气血失调而成。病久之后则气血两虚、阴虚火旺，从而出现类似情绪低落、精神淡漠的症状。

　　（三）类型

　　1. 青少年抑郁型

　　现代社会，随着科技进步，互联网的普及等因素，青少年的信息来源越来越广，许多不良因素扭曲和腐蚀了青少年的心灵。此外，对自己学习要求过高，来自家庭、老师的压力过大；在早恋、失恋后，心态难以及时调整。这些都极易导致忧郁、悲哀、焦虑、自责等负面情绪。

　　2. 经产期抑郁型

　　经产期抑郁多是产妇由于在生产前后过度害怕和惊慌，以及对自己生活角色和生活习惯的改变不适应造成的。一般性格内向、脆弱的人容易发生。另外，产后伤口疼痛、照顾婴儿、睡眠不足这些因素也会加剧产后抑郁。产后体内激素的变化也会影响大脑活动，造成产后抑郁。

　　3. 老年抑郁型

　　这个类型的抑郁症和经产期抑郁症类似，也是由于生活角色的改变、生育能力丧失、体形改变而失去自信。在工作岗位上，由于接近退休年龄，将由几十年来熟悉和繁忙的岗位回到家庭生活，社会角色发生改变，缺乏适应新情况、开拓新环境的勇气。生理功能由盛转衰，绝经症状等一系列健康问题随之而来。这些都会带来明显的焦虑、抑郁情绪。

　　4. 慢性病并发抑郁型

　　许多有慢性疾病的患者，包括心脑血管性疾病、糖尿病、癌病、阿尔茨海默病等，由于病程漫长，治疗效果一般，还会伴随身体上的痛苦，导致患者生活能力降低，心理自卑感增强，加之高医疗费用，会促使患者情绪低下，心情沮丧。

　　5. 白领抑郁症

　　此类人中，处于决策层的人需要承担开拓的风险；处于普通职员层的人需要领悟上司的意图去实现下达的指标；处于外资企业的中方人员需要应对来自文化和思维方式上差异的无形压力。繁忙的工作加上复杂的人际关系，造成精神压力大，往往就会焦虑、压抑。

（四）临床表现

抑郁症的症状主要表现在三个方面：

第一方面，主要表现为心境、情绪低落，表情淡漠，思维变缓，反应迟钝，思路闭塞，自觉"脑子好像是生了锈的机器"。无原因的持续疲乏，行为缓慢，生活被动、疏懒，不想做事，不愿和周围人接触交往，常独坐一旁，或整日卧床，闭门独居，疏远亲友，回避社交。

第二方面，也是最具特征性的一点，自我评价减低，产生无用感、无望感、无助感和无价值感，常伴有自责、自罪，当周围欢庆时，常常认为与自己无关，而当周围发生问题时又总是会首先怀疑是自己所为，严重者出现罪恶妄想和疑病妄想。

第三方面，对未来缺乏信心，消极悲观的思想及自责自罪、缺乏自信心可导致萌发绝望的念头，认为"结束自己的生命是一种解脱""自己活在世上是多余的人"，并由自杀企图发展成自杀行为。

此外，患者还常常伴随一些躯体症状，如失眠或早醒，或睡眠过多；食欲不振，或体重明显减轻；便秘、身体疼痛、性欲明显减退等。

如果想进一步判定自身是否患有抑郁症，可通过《抑郁自评量表》《汉密顿抑郁量表》和《贝克抑郁自评量表》进行自测。

（五）高危人群判定

抑郁症虽然在普通大众中很常见，但是仔细观察、研究之下会发现有其特点可循，常见影响抑郁症发病的因素主要为：

1. 性别、年龄

抑郁症发病人群中，女性患者是男性的 2 倍，特别在 35 ~ 45 岁时女性发病率最高。单身者（青少年除外）比已婚者发病率高，对自己、对过去和未来持消极看法者易患抑郁症。

2. 家族史

抑郁症患者多有家族性发病史。双亲患抑郁症者，其子女抑郁症发病率远远高过单亲患抑郁症者。

3. 长期服用药物

临床考证，长期服用降压药、治疗关节炎或帕金森病的药物者，由于药物副作用，使神经兴奋性降低，精神抑制，易导致抑郁症的产生。

4. 慢性疾病

患有慢性疾病者，由于病程长，愈后差，治愈率低，导致患者生活能力降低，心理自卑感增强，加之医疗费用高，易造成抑郁症。

5. 个人性格

对事业生活充满责任感者，极易形成工作紧张忙碌、焦虑情绪膨胀，同时，人际关系不良者，内心狭隘严重，也属于抑郁症的易患病人群。

（六）危害

抑郁症的危害不仅仅体现在患者身上，对他人、社会也带来重大影响。患抑郁症之后首先影响自身健康，出现失眠、头痛、气短、心悸、食欲差，甚至女子闭经，男子阳痿、早泄。其次，患者变得暴躁、焦虑或冷漠，甚至还会出现幻想症状和恐惧症状。再次，抑郁症患者还会影响到周围的人。抑郁症患者往往思维缓慢、反应迟钝，有的甚至生活不能自理，严重依赖于他人，给他人也造成生活、精神负担。最后，抑郁症患者的自杀率达4%，有自杀意图的更是远远高于此，这些行为不仅对患者本人、患者家庭造成巨大悲剧，对社会也产生影响。

（七）调理方案

1. 基本调护

（1）保持乐观心情：易抑郁者往往心地善良，过分照顾他人感受而忽视自己，对自己评价过低，甚至贬低自己。所以，首先应该摆正心态，无论做什么事情，无论多忙，都应该努力做一些自己开心的事（看看喜欢的书、聊聊天等），来使自己开心、放松。

（2）客观而理性地认识未来：易抑郁者往往都有一个远大而又宏伟的目标。所以当他们在追逐目标过程中碰到一些挫折，就特别容易自暴自弃。客观理性地认识自己的未来，不仅有助于更好地实现理想，更可以缓解焦虑、失望、无助等不良情绪。

（3）处理好人际关系：建立一个良好的朋友圈，主动和周围的人搞好关系。这样可以使你拥有一个舒适、惬意的生活、工作环境。良好的周围环境是开心工作和愉悦生活的必需品。当自己感到抑郁、烦躁时，朋友圈是反应最快、效果最持久的良药，朋友圈能聆听你的倾诉，帮助你排解不良情绪。

（4）多晒太阳、多锻炼：首先晒太阳和运动都会在大脑中产生两个物质，叫多巴胺和内啡肽。这两个物质是人类快乐的源泉。而抑郁发作，原本就是人长期觉得心境不舒畅、不愉快，有压抑感，如果一个人能够时刻愉快，那么发病概率自然就减少了。其次，被太阳照射也好，运动也好，都会让人感到精神饱满，且更愿意去表达自己的情绪。参加运动，特别是群体性的运动，可以起到鼓励患者融入群体，避免独处，对抗负面情绪的作用。

2. 药物缓解

如果生活中感觉到有抑郁症的一些症状，但症状很轻，可以在医生指导下服用下列药物：

（1）肝气郁结：情绪抑郁，情绪不稳定，胸闷，经常叹气，两侧胸部胀痛，痛无定处，打嗝，腹部胀满，不思饮食，或恶心呕吐，或大便不调，妇女月经不正常，可以服用柴胡疏肝散或逍遥散。

（2）肝郁化火：心烦，爱生气，两侧胸部胀满不舒，口干而苦涩，头痛，眼睛红，耳鸣，便秘，舌红苔黄，可以服用丹栀逍遥散。

（3）心脾气血两虚：多思善虑，心悸胆怯，少寐健忘，面色不华，头晕神疲，食欲不振，舌质淡，脉细弱，可以服用归脾丸。

（4）忧郁伤神：精神恍惚，心神不宁，经常想哭，时而呵欠，伸懒腰，可以取甘草、麦冬、大枣煮水喝。

（5）肝郁心虚：情绪不高，心慌，健忘，失眠多梦，烦热，晚上睡觉易出汗，口咽干燥，舌红少津，可以服用柴胡疏肝散合天王补心丹。

（6）肝肾阴虚：眩晕，心慌，睡眠时间短，心烦，易生气，或者男子遗精腰酸，妇女月经不正常，舌质红，可以服用杞菊地黄丸。

（7）肝郁脾虚：情志抑郁，性情急躁易怒，腹胀便溏，胸闷脘痞，纳呆嗳气，胁胀呕酸，形瘦神萎，舌淡，苔薄白，脉弦细或沉弱，可以服用逍遥散加陈皮、半夏等。

（8）肝郁气虚：抑郁不舒，或者烦躁不安，容易生气，经常感觉害怕，疲乏无力，胸闷，喜欢长叹息，小腹部有下坠、胀满的感觉，月经不正常，可以服用四逆散合四君子颗粒。

3. 按摩放松

（1）益气养血：被施术者采取仰卧的姿势，施术者按揉腹部 5 ~ 10 分钟，点按中脘、气海、关元等穴位。可助气血生化，调理脾胃，改善抑郁症患者的食饮。

（2）健脑提神：被施术者仰卧，施术者用拇指和其余四指按揉百会、四神聪、印堂、睛明等穴，使患者头部清醒，消除疲乏，缓解焦虑抑郁的情绪。

（3）放松身心：被施术者俯卧，施术者按揉患者膀胱经，从肺俞至膀胱俞，5 ~ 10 分钟，使其全身放松，消除紧张疲劳。

（4）振奋阳气：被施术者俯卧，施术者依次点按肺俞、心俞、肝俞、胆俞、三焦俞等穴位，调整脏腑功能，振奋人体阳气。每穴 1 ~ 2 分钟，按摩 10 次左右。

（八）转归

抑郁症经过治疗后，一般都可以得到稳定。若情志异常得不到控制，则可发展成为精神错乱，如癫、狂诸疾，其治疗往往颇为棘手。

九、肿瘤

（一）基本概念

肿瘤是机体在各种致癌因素作用下，局部组织的细胞在基因水平上失去对其生长的正常调控，导致异常克隆性增生而形成的病变，临床常表现为局部肿块。肿瘤细胞具有异常的形态、代谢和功能，常呈持续性生长，可向外周扩散、浸润，侵犯重要脏器并引起器官功能衰竭，最后导致死亡。根据肿瘤对人体的危害程度将其分成良性肿瘤和恶性肿瘤两大类。

古医籍中各种癌病的命名大多结合其临床特点，如甲状腺癌类属于"石瘿"，肝癌类属于"肝积"。中医认为，肿瘤是全身性疾病的局部表现，不同部位肿瘤的诱发与生成，均与相应脏腑的功能失调与损伤有关。

（二）病因病机

1. 病因

（1）素体虚弱，或久病伤正，或年老体衰，正气不足，免疫力低下，从而导致了癌病的易患性和倾向性。正如《医宗必读·积聚》所述，"积之成也，正气不足，而后邪气居之"。

（2）自然界中化学、物理以及生物致癌物质，可如同中医风、寒、暑、湿、燥、火六淫从口鼻或肌肤入侵正虚之机体，日久而致气滞、血瘀、痰浊、热毒等病变。

（3）情志不遂，气机郁结，久则气滞血瘀，或气不布津，津凝为痰，气血痰浊互结，渐积成块。正如《类证治裁·郁证》所述，"七情内起之郁，始而伤气，继必及血"。

（4）不当的饮食习惯及恣食甘肥厚腻或辛辣腌炸烧烤等，导致脏腑功能失调及气血津液紊乱，使正气亏虚，邪自内生，津伤气结痰凝而变生肿块。正如《医宗必读·痰饮》所说，"脾土虚湿，清者难升，浊者难降，留中滞膈，瘀而成痰"。

2. 病机

肿瘤多由于正气内虚，感受邪毒，情志怫郁，饮食损伤等因素，使脏腑功能失调，气血津液运行失常，产生气滞、血瘀、痰凝、湿浊、热毒等病理变化，日久蕴结化为癌毒，搏结脏腑组织，渐积成形。

肿瘤为病，虽局部易实，而整体多虚，虚者为本，实者为标。故因虚致病，因病更虚，往往恶性循环为患，而成恶病质。

肿瘤之发，虚虽为本，而必有毒邪相加为病，此谓癌毒。癌毒者，非如湿毒、热毒、瘀毒、寒毒之单一，其致病概而言之，癌毒者，峻烈顽固，极易传变，易凝滞气血，燔灼津液，耗伤阳气，胶着不化，缠绵难愈。正如《仁斋直指方》曰："癌者……毒根深藏，穿孔透里。"

（三）临床表现

1. 肺癌

肺癌系指原发于肺、气管、支气管的恶性肿瘤，是全球发病率与死亡率居首位的恶性肿瘤。肺癌归属于中医"肺积""息贲""肺痿""咳嗽""痰饮"等范畴。

因肺癌发生部位、侵犯范围、病理类型而有所区别，临床表现主要可分为四类：

（1）支气管、肺局部症状与体征：常见症状有咳嗽、咯血、胸痛、胸闷等。咳嗽多为阵发性、刺激性干咳或咳少量痰，或痰中带血，甚则咯血。继发感染可发热。

（2）肺外胸内扩展症状与体征：锁骨上淋巴结肿大。上腔静脉综合征，头面部、上半身瘀血、水肿，颈部肿胀，颈静脉怒张。喉返神经受侵出现声音嘶哑等。

（3）胸腔外转移的症状与体征：肺癌在早期即可发生血源性播散，脑转移者出现颅内压增高，表现为头痛、恶心呕吐、精神状态异常、癫痫发作、偏瘫等。

（4）全身症状和副肿瘤综合征：至少20%的晚期肺癌患者出现疲乏、消瘦、恶病质、全身不适。与肺癌相关的副肿瘤综合征包括异位库欣综合征、抗利尿激素综合征、高钙血症、类癌综合征等。

2. 原发性肝癌

原发性肝癌指原发于肝细胞及（或）肝内胆管上皮细胞的恶性肿瘤，是我国常见恶性肿瘤之一，确诊时大多数患者已属晚期，预后差。肝癌归属于中医"积证""黄疸""鼓胀""胁痛"等范畴，目前临床多以"肝积"称之。

原发性肝癌起病隐匿，病情发展迅速，一旦出现典型症状，往往已达中、晚期。临床以肝区疼痛最常见，常为间歇性或持续性隐痛、钝痛或胀痛，常见饭后上腹饱胀、消化不良、恶心、呕吐和腹泻等消化道症状。同时伴有进行性肝肿大、肝脏质硬有结节、黄疸、腹水、脾肿大、下肢浮肿等体征，晚期患者常出现黄疸、上消化道出血、肝性脑病及肝肾衰竭。

3. 大肠癌

大肠癌系指发生在大肠黏膜上皮的恶性肿瘤，有结肠癌、直肠癌之分。大肠癌归属于中医"肠覃""脏毒""锁肛痔"等范畴。

大肠癌早期无明显症状，往往在病情发展到一定程度时才出现临床症状。左半结肠癌早期可表现为排便习惯改变，可出现便频、便秘或便频与便秘交替，肿瘤生长致管腔狭窄甚至完全阻塞，可引起肠梗阻表现。右半结肠癌主要表现为贫血、乏力、消瘦、低热、腹部隐痛，后期在60%～70%患者中右侧腹部可扪及质硬肿块等。晚期大肠癌常因转移扩散而出现一系列症状，疾病终末期常见恶病质和全身衰竭症状。查体往往可在腹部触及包块，发现贫血体征及转移征象，如锁骨上淋巴结肿大等，直肠指检可触及肿物。

4. 乳腺癌

乳腺癌是指原发于乳腺上皮组织的恶性肿瘤。其发病率位居女性恶性肿瘤首位，已成为城市中死亡率增长最快的癌病之一。乳腺癌归属于中医"乳岩""乳石痈"等范畴。

早期乳腺癌常无典型症状和体征，不易引起重视，常通过体检或筛查发现。典型症状与体征主要包括：

（1）乳腺肿块。80%的乳腺癌患者以乳腺肿块首诊。多为单发无痛性，质硬，边缘不规则，表面欠光滑。仅少数患者有不同程度隐痛或刺痛。

（2）乳头溢液。非妊娠期从乳头流出血液、浆液、乳汁、脓液，或停止哺乳半年以上仍有乳汁流出者，称为乳头溢液。

（3）乳腺癌引起皮肤改变可出现多种体征。最常见的是肿瘤侵犯 Cooper 韧带出现"酒窝征"；若肿瘤细胞阻塞淋巴管，则出现"橘皮样改变"；乳腺癌晚期，在主癌灶周围的皮肤形成散在分布的质硬结节，即"皮肤卫星结节"。

（4）乳头回缩，腋窝淋巴结肿大等。

（四）转归及危害

恶性肿瘤的预后一般较差，但近年来通过大量临床研究、实验研究，运用中医理论进行辨证论治，并在其不同阶段采用中西医结合的方法治疗，对提高疗效，减少毒副反应，提高生存质量，延长生存期等，都取得了一些成果。

（五）患病高危人群判定

1. 有恶性肿瘤家族史的人群，通常包括三代以内的直系或旁系亲属罹患恶性肿瘤的病史。

2. 有不良生活习惯的人群，长期大量吸烟、长期酗酒、滥用药物、长期过度劳累、严重营养不良、偏食等。

3. 职业因素，长期接触有毒有害物质的人群。

4. 生存环境遭污染的人群，如化学污染、重金属污染、核污染等。

5. 遭受特殊微生物感染的人群，乙型肝炎病病毒、艾滋病病毒、人类乳头瘤病毒、幽门螺杆菌感染者等。

（六）预防与治未病

在西医学肿瘤病的控制战略中，三级预防是指：一级预防，是病因学说的预防，也就是在癌病未发病前预防其发病。二级预防，是指已经癌变则争取早期发现、早期诊断、早期治疗。三级预防，是预防其复发转移。

中医治未病的学术思想源远流长，以治未病思想指导中医防治肿瘤的工作，这与现在肿瘤的"三级预防"有相似之处，突出了以人为本的整体观念，具有个体化的辨证优势。在应对预防恶化、术后防止复发与转移方面，扶正祛邪方法具有较好的效果。中医药在肿瘤防治的全过程都可发挥积极作用。

1. 未病先防———养正御邪

在肿瘤尚未发生之前，针对可能导致肿瘤的各种原因，如遗传因素、免疫因素、慢性疾病等内因，有毒致癌物侵袭等外因，加以防范，即所谓的肿瘤一级预防，从而降低肿瘤的发生率。主要体现在摄生方面：调情志，适起居，节饮食，慎劳作，长养正气，防止病邪的侵袭。

培养正气，应当注意重视精神调养，加强体育锻炼，生活起居有规律性。平素心情舒畅，精神愉快，则有利于血脉流通，气机调畅，阴阳和调，正气充足。正如《素问·上古天真论》云："恬惔虚无，真气从之，精神内守，病安从来。"另外，在饮食方面勿使偏嗜、失节或食用不洁之品，忌食霉变不洁食物等。饮食和调，脾胃健运，就能化生精气，滋养人体，保持身体健康。如过食肥甘厚味易助湿、生痰、化热等。

对于高危人群，正规、合理的体检能够及早发现问题，尽可能将恶性肿瘤的发生发展消灭在萌芽状态，达到最佳治疗效果。例如，有遗传性大肠癌家族史的人，可及早进行遗传学实验，以明确是否伴随特定基因的突变和遗传，并每年进行 1 次全结肠镜检查。

2. 见微知著———癌前干预，防其恶变

恶性肿瘤的发生也是一个渐变的过程，将起必有先兆，此时急治其先，可收到良好的效果。正如《素问·阴阳应象大论》所说："善治者治皮毛，其次治肌肤，其次治筋脉，其次治六腑，其次治五脏，治五脏者，半死半生也。"应把肿瘤消灭在萌芽阶段，防止其由轻变重，由小变大，由局部向其他脏腑蔓延。

癌前状态指易恶变的全身性或局部疾病的状态，癌前病变指较易转变成癌病的组织病理学变化。如胃癌的癌前状态包括：①慢性萎缩性胃炎。②胃息肉。③残胃炎。④恶性贫血，胃体有显著萎缩者。⑤少数胃溃疡患者。胃癌的癌前病变有慢性萎缩性胃炎伴有肠上皮化生、不典型增生、胃腺瘤等。如此，在癌前病变或癌前状态即加以中医药治疗干预，既可提高治愈率，又能防止其恶变。

3. 既病防变——先安未受邪之地，防止转移

疾病的发展和传变是有规律的，因此，在治疗时，可根据疾病的传变规律，"先安未受邪之地"，预先对可能受影响的部位加以固护，增强其抗邪能力。《金匮要略·脏腑经络先后病脉证》曾指出："夫治未病者，见肝之病，知肝传脾，当先实脾。"故治疗肝病时，应配合适当的健脾和胃药。

对于中期的恶性肿瘤，因正气渐衰，邪气旺盛，中医药治疗原则应该是祛邪与扶正并重，治疗目的是部分治愈，扶正是预防癌邪继续耗伤正气，并延缓疾病向晚期发展。对于晚期肿瘤患者，邪气壅盛，正气已衰，治疗应该以扶正为主要原则，治疗目的是预防癌邪进一步耗竭正气，具体治法可选补益气血、燮理阴阳、健脾益肾等。

4. 病后调摄，防其复发

肿瘤的治未病还应包括病后调摄，采取各种措施，防止宿疾的复发。恶性肿瘤在早、中期，经过根治手术，或经过规范的放化疗后，达到了完全缓解，但是仍有一定的复发率，如胃癌患者在术后有 70% ~ 80% 死于局部或远处转移，即使是早期胃癌，术后 10 年仍有 30% ~ 40% 的复发率。因此，对于大多数患者，术后防止其复发是肿瘤治疗的一个非常重要的方面。

所以在病后，通过培补正气，调理脏腑功能，使其紊乱的状态得以恢复。扶正的同时不忘祛除余邪，实瘤已去，但癌毒未尽，现代医学也证实，即使早期肿瘤在根治术后，仍有微小转移灶的浸润，这也是术后辅助化疗与放疗的原因。中医可采用化瘀解毒散结等治法，以清除余毒，防其复发。

另外，采用开导、鼓励、暗示、转移等心理疗法，使患者最大限度地消除对肿瘤的恐惧，更积极地配合治疗，树立生活的信心，以良好的心理状态对待疾病。患者还应配合饮食调养，做到饮食有节，主副搭配，荤素结合，宜清淡、新鲜、易消化的健康食谱。注意劳逸得当，生活起居有规律。否则，若适逢新感病邪，饮食不慎，过于劳累，均可助邪伤正，使正气更虚，余邪复盛，引起宿疾复萌。

（七）预防调护

1. 肺癌的预防

（1）禁止和控制吸烟。自己不吸烟，也尽量不吸"二手烟"。

（2）减少工业污染的危害。应从以下几个方面着手：①在粉尘污染环境中的工作者，应戴好口罩或其他防护面具以减少有害物质的吸入。②改善工作场所的通风环境，减少空气中的有害物质浓度。

（3）减少环境污染。这需要社会共同努力才能完成。对老年人而言，注意不在交通繁忙和浓雾、沙尘天气时出行，改进室内厨房通风设备也是重要的一环。

（4）精神方面。要保持精神愉快向上，不要为一些小事闷闷不乐。

（5）饮食应富于营养。特别要多吃富含维生素 A、D 的新鲜蔬菜和水果。

2. 原发性肝癌的预防

（1）讲究卫生。注意饮食卫生，避免感染乙肝和丙肝。

（2）避免过度劳累。过度的脑力或体力劳动可使机体的抵抗力降低，造成肝功能损害，导致癌病发生。老年人应该注意劳逸结合，勿使过劳。

（3）戒除不良的生活方式。忌烟忌酒，不吃霉变的粮食，少吃腌制肉制品等。

（4）生活规律。日常起居、身体锻炼都要规律化，保持充足睡眠。

（5）保持乐观的精神状态。"怒伤肝"，平时应尽量避免或减少引起情绪波动的各种负面心理，保持乐观情绪。

3. 大肠癌的预防

（1）饮食调整。对饮食干预，可以降低大肠癌的发病率。包括减少能量的摄入；减少食物中脂肪的含量，特别是尽量少吃煎烤后的棕色肉类；补充维生素 A、C、E 和叶酸；尽量多摄入新鲜蔬菜、水果和富含纤维素的食物，特别是有抗癌作用的大蒜、洋葱、韭菜、葱、柑橘类、葡萄、草莓、苹果、胡萝卜、薯蓣类等。

（2）养成良好的生活习惯。包括经常运动、减少酒精摄入量、睡眠充足、不久坐等。

（3）治疗癌前病变。大肠腺瘤、肠息肉、溃疡性结肠炎患者，应尽早治疗，可降低大肠癌的发病率、死亡率。

（4）肛门指检。肛门指检是一种有效的检查大肠癌的方法，在肛肠疾病诊治过程中具有十分重要的作用。如果触到肠内有菜花状的硬块，或边缘隆起、中央凹陷的溃疡，检查后，指套上沾有血液、脓液，最好请经验丰富的肛肠科医生行进一步检查。

4. 胃癌的预防

（1）饮食合理。平时的饮食应以新鲜的瓜果蔬菜、粗粮为主，少吃肉类，做到荤素搭配。提倡经常食用大蒜、洋葱、菌菇类、番茄、绿茶，减少食盐摄入量，少食或不食熏腌食品，避免食用霉变食物，减少亚硝胺前身物质的摄入。

（2）改变不良习惯。避免暴饮暴食、三餐不定；进食不宜过快、过烫、过硬；戒烟；限制饮酒等。

（3）心理平和。现在社会人们的压力普遍过大，当这种压力得不到释放的时候，便会对身体造成伤害。所以，平时要保持乐观情绪，心态平和，可以减少罹患胃癌的概率。

（4）积极治疗癌前病变，根除胃内隐患。有慢性胃病的患者要及时治疗，定期观察。对长期治疗无效的重症胃溃疡或大于 2cm 的胃息肉均应及时手术治疗，萎缩性胃炎的患者应定期随访，进行胃镜检查。

5. 乳腺癌的预防

（1）避免吸烟和过量饮酒。

（2）每月自我触摸乳房一次，在每个月月经结束后的第 5 天进行自我检查。如有异常及时就诊。

（3）避免过量服用和长期服用一些可能造成致癌危险的药，如抗抑郁药、抗组胺药、利尿剂、止吐药和安眠药等。服用雌激素要遵医嘱。

（4）经常进行身体锻炼。每周坚持 4 次体育锻炼，患乳腺癌的危险可减少50%。体育锻炼还可以避免免疫功能下降、肥胖、激素失衡等。

（5）女性在 40 岁以后，或有高危因素（如乳腺癌家族史、乳腺原位癌等），应每年定期进行相关检查。

（6）注意饮食，多食用植物油，最好不食动物油和人造奶油。多吃新鲜水果和蔬菜，经常喝茶，少量饮红酒。

（7）保持心情愉快，不被一些琐事烦忧。